高良姜现代研究

主　　编　魏　娜　张小坡　戴水平　张俊清
主　　审　李友宾
副 主 编　李海龙　谭银丰　赖伟勇
编　　委（按姓氏笔画排序）
文　琪　李海龙　张小坡　张旭光
张俊清　程守前　赖伟勇　谭银丰
戴水平　魏　娜

科学出版社
北　京

内 容 简 介

本专著共九章，涵盖的内容包括：考证现代使用的高良姜的物种；整理高良姜种植规范技术；总结高良姜药材质量控制的现状、关键方法、伪品鉴别；分析高良姜中黄酮、二芳基庚烷等的化学结构以及挥发油、多糖提取精制；介绍高良姜提取物抗菌、抗炎、抗胃溃疡等的现代药理学研究；概括高良姜活性成分-高良姜素的系统研究；收集传统高良姜药对如高良姜—香附、高良姜—干姜等的临床应用与现代研究；归纳药典和部颁标准中含有高良姜的成方制剂；关注高良姜资源的开发利用，包括大健康产品及新药研发的现状。在内容和编排上力图体现系统性、实用性和可读性。

本专著对从事高良姜及其系列产品的生产、经营、管理、科研的相关人员和中医药院校师生都具有切实的参考价值。

图书在版编目(CIP)数据

高良姜现代研究 / 魏娜等主编. —北京：科学出版社，2015.12

ISBN 978-7-03-048193-1

Ⅰ.①高… Ⅱ.①魏… Ⅲ.①高良姜–研究 Ⅳ.①R282.71

中国版本图书馆 CIP 数据核字(2016)第 093752 号

责任编辑：胡治国 王 超 / 责任校对：郑金红

责任印制：赵 博 / 封面设计：陈 敬

科学出版社出版

北京东黄城根北街 16 号

邮政编码：100717

http://www.sciencep.com

北京科印技术咨询服务有限公司数码印刷分部印刷

科学出版社发行 各地新华书店经销

*

2015 年 12 月第 一 版 开本：787×1092 1/16

2024 年 8 月第三次印刷 印张：7 1/2

字数：173 000

定价：49.80 元

(如有印装质量问题，我社负责调换)

前　　言

高良姜为姜科植物高良姜(*Alpinia officinarum* Hance)的干燥根茎。夏末秋初采挖，除去须根和残留的鳞片，洗净，切段，晒干。生用。主产于广东徐闻。近年来，在海南省实现与橡胶间种，种植面积可达 8000 多亩，产生较好的经济效益和社会效益，成为海南特色的南药资源。高良姜具有温中散寒、消食止痛之效，现代研究也证实，高良姜具有广泛的药理活性，在抗胃溃疡、抗炎等领域较为突出。高良姜所富含的黄酮、二芳基庚烷类成分结构独特、活性显著，具有良好的开发前景。

落户于海南医学院的海南省热带药用植物研究开发重点实验室，近年来在高良姜的化学成分、药理学、药代动力学等方面进行了深入的研究，取得一定的成果，并开发高良姜相关产品。本专著是编者们根据多年积累的理论知识和实践经验，并参考大量相关文献，精心编撰而成。本书共分为九章，涵盖的内容有：考证现代使用的高良姜的物种；整理高良姜种植规范技术；总结高良姜药材质量控制的现状、关键方法、伪品鉴别；分析高良姜中黄酮、二芳基庚烷等的化学结构以及挥发油、多糖提取精制；介绍高良姜提取物抗菌、抗炎、抗胃溃疡等的现代药理学研究；概括高良姜活性成分-高良姜素的系统研究；收集传统高良姜药对如高良姜—香附、高良姜—干姜等的临床应用与现代研究；归纳药典和部颁标准中含有高良姜的成方制剂；关注高良姜资源的开发利用，包括大健康产品及新药研发的现状。在内容和编排上力图体现系统性、实用性和可读性。本专著对从事高良姜及其系列产品的生产、经营、管理、科研的相关人员和中医药院校师生都具有切实的参考价值。

高良姜在我国有着上千年的应用历史，积累了大量的使用经验，是中华民族的宝贵财富。运用现代科学技术研究、开发高良姜，为南药研发起到积极的示范作用，为带动海南省经济社会发展提供重要支撑。

由于时间仓促，加之水平有限，编写中难免会有疏漏甚至错误之处，恳请本书使用者能给予批评指正，以便修改提高。

编　者
2016 年 3 月于海口

前言

[illegible]

目　　录

第一章 本草考证

高良姜为常用中药，有温胃止呕，散寒止痛的功能，用于脘腹冷痛，胃寒呕吐，嗳气吞酸[1]。《中国药典》(2015年版)收载的高良姜为姜科山姜属植物高良姜 *Alpinia officinarum* Hance[2]。

高良姜最早载于《名医别录》，列为中品，其卷二载："高良姜，大温。主治暴冷，胃中冷逆，霍乱腹痛"[3]。此处论述了高良姜的性味、功能、主治。梁·陶弘景《本草经集注》中高良姜条下曰："出高良郡，人腹痛不止，但嚼食亦效，形气与杜若相似而叶如山姜"[4]。此处描述了高良姜的产地、性味、主治、外形。高良郡为今广东省湛江地区茂名市一带。杜若据考为山姜属植物山姜 *Alpinia japonica*[5]，此处描述之高良姜为与山姜相似之植物，结合植物的地理分布来看，与今之高良姜 *Alpinia officinarum* 相近。

唐·《新修本草》云："高良姜，生岭南者形大虚软，江左者细紧，味亦不甚辛，其实一也，今相与呼细节者为杜若，大者为高良姜，此非也"[6]。指出此时古人所用的高良姜当不止一种植物，民间已将不同产地的高良姜区分开来。苏敬认为不同产地的高良姜其根形、味虽不同，但属同一类植物，从其描述的形状和植物地理布来看，其形大虚软者与今之大高良姜 *Alpinia galanga* (红豆蔻的根茎)相似，细节者与山姜 *Alpinia japonica* 相近。

甄权《药性论》云："高良姜，使。能治腹内久冷，胃气逆呕吐，治风，破气，腹冷，气痛，去风冷痹，弱，疗下气，冷逆冲心，腹痛，吐泻"[3]。陈藏器《本草拾遗》云："高良姜味辛，温，下气，益声，好颜色，作饮服之，止痢及霍乱"[3]。萧炳别本注云："二月三月采根，暴干。味辛、苦，大热，无毒"[3]。《日华子本草》云："治转筋、泻痢、反胃、呕食，解酒毒，消宿食"[3]。以上几处本草论述均对高良姜功效、主治加以描述，与《名医别录》所述大致相似，但未说明其形态特征。

苏颂《本草图经》云："高良姜，旧不载所出州土，陶隐居云出高良郡，今岭南诸州及黔、蜀皆有之，内郡虽有，不堪入药，春生，茎叶如姜苗而大，高一、二尺许，花红紫色如山姜，二月三月采根，暴干。古方单用，治忽心中恶，口吐清水者，取根如骰子块，含之咽津"[7]。这对高良姜的分布、形态、采收、主治等加以描述。其附图詹州高良姜，可以判断为花序顶生的山姜属植物，其根茎圆柱状延伸，与今之高良姜 *Alpinia officinarum* 相似，詹州即为今海南省儋州市，附图雷州高良姜因无花果形态因而难以判断其具体植物品种。

明·陈嘉谟《本草蒙荃》云："高良姜味辛、苦，气大温。纯阳。无毒。高良系广属郡，今志改名高州姜。乃土地所生，形多细小而紧。健脾消食，下气温中。除胃间冷逆冲心，却霍乱转筋泻痢。翻胃呕食可止，腹痛积冷堪驱。结实秋收，名红豆蔻。善解酒毒，余治同前"[8]。此处所述高良姜性味、主治、形态与此前本草相似。从药材形态和植物地理分布来看，此高良姜与今之高良姜 *Alpinia officinarum* 相似，同时也将其与红豆蔻误认为是同一种植物的不同药用部位。

李时珍在《本草纲目》释名云："陶隐居言此姜始出高良郡，故得此名，按高良，即今高州也，汉为高凉县，吴时改为郡，其山高稍凉，因以为名，则高良，为高凉。其异名蛮姜，子名红豆蔻"[9]。此处也将红豆蔻与高良姜误认为来源于同一植物。故《岭表录异》亦作高凉姜。《纲目》又云："山姜，生南方。叶似姜，花赤色，甚辛；子似草豆蔻，根如杜若及高良姜。"

清·吴其濬的《植物名实图考》描述了一种滇产高良姜，曰："高良姜，滇生者叶润根肥，破茎生葶，先作红苞，光焰炫目。苞分两层，中吐黄花，亦两长瓣相抱，复突出尖，黄心长半寸许，有黑纹一缕，上缀金黄蕊如半米。另有长须一缕，尖擎小绿珠……"[10]。描述和附图与今之喙花姜 *Rhynchanthus beesianus* W.W.Smith 相近(喙花姜的主要特点为穗状花序，苞片条形，紫红色，花黄色，花丝突出于花冠之外)[11]。

据此可知，我国古代所用高良姜与山姜属(*Alpinia*)植物大体相符。今之高良姜 *A.officinarum*

在梁代以前即已使用。唐朝时大高良姜(红豆蔻的根茎)也作为高良姜使用[12]。清·吴其浚《植物名实图考》所述之滇产高良姜与喙花姜 *Rhynchanthus beesianus* 相近。

参 考 文 献

[1] 国家中医药管理局中华本草编委会. 中华本草(第八册). 上海科技出版社，1999：599-602
[2] 国家药典委员会. 中国药典(一部). 北京：中国医药科技出版社，2015：287
[3] 宋·唐慎微撰，尚志钧，郑金生，尚元藕，刘大培校点. 证类本草. 北京：华夏出版社，1993：253-269
[4] 梁·陶弘景编，尚志钧，尚元胜辑校，本草经集注. 北京：人民卫生出版社，1994：313
[5] 陈修源，华清. 杜若的本草考证. 中药材，1988，11(4)：44
[6] 唐·苏敬等撰，尚志钧辑校.新修本草. 合肥：安徽科学技术出版社，1981：234
[7] 宋·苏颂编撰，尚志钧辑校. 本草图经. 合肥：安徽科学技术出版社，1994：203
[8] 陈嘉谟撰，王淑民等校点. 本草蒙荃. 北京：人民卫生出版社，1988：97-98
[9] 李时珍. 本草纲目. 北京：人民卫生出版社，1982：862
[10] 吴其浚. 植物名实图考. 上海：商务印书馆，1919：591
[11] 中国科学院中国植物志编辑委员会. 中国植物志(第16卷2分册). 北京：科学出版社，1981
[12] 秦民坚，徐璐珊，董辉，等. 高良姜与红豆蔻的本草考证. 基层中药杂志，1998，12(4)：7-8

第二章 高良姜的栽培技术

高良姜属姜科山姜属多年生草本植物，以根茎入药[1]，高良姜习称小高良姜、风姜，有蜂窝、牛姜、鸡姜和竹头姜等几个品种[2]。高良姜种植历史悠久，广东徐闻县已有百余年的栽培历史。目前，人工栽培的高良姜药材已经代替了野生资源入药，但是不同产地、不同生长年限的药材有效成分含量差异显著，影响着高良姜的临床应用及综合开发利用。道地产区的高良姜生产仍属于粗放经营、加工的模式，这势必会影响高良姜有效成分含量及药材品质[3]。因此，应该建立高良姜药材生产基地，完善栽培管理和加工技术，保证药材生产的质量和疗效，达到安全、有效、稳定、质量可控，满足市场对药材的需求。

一、原植物形态特征

多年生草本，高约 30～110 cm。根茎为圆柱形状，横生，棕红色或紫红色，直径为 1～1.5 cm，具节，节上具有环形的膜质鳞片，节上生根。茎为丛生，直立。叶 2 列，无柄或近无柄；叶片狭线状，成披针形，长 15～30 cm，宽 1.5～2.5 cm，先端渐尖或为尾尖，基部渐窄，全缘，或具不明显的疏钝齿，两面均无毛；叶鞘开放，抱茎，且具膜质的边缘；叶舌为膜质，长 2～3 cm，挺直、渐尖、不开裂、棕色。圆锥形总状花序且顶生，直立，长 6～15 cm，花稠密，花序轴常被有绒毛；小苞片宿存，膜质，棕色，环形至长圆形。外面披疏毛；花两性，具短柄，管长 8～14 mm，先端为不规则的 3 浅圆裂，棕黄色，外面披短毛；花冠管为漏斗状，长约 1 cm，花冠裂片为 3，长圆形，浅红色，外面披疏柔毛；唇瓣为矩卵形至矩状广卵形，白色且有红色条纹，长约 2 cm；侧生退化的雄蕊为锥状；发育雄蕊 1，长约 1.6 cm，生于花冠管喉部的上方；子房 3 室，密被绒毛，且花柱细长，基部下方具 2 个合生的圆柱形蜜腺，柱头为 2 唇状。蒴果球形，不开裂，直径约 1.2 cm，且被绒毛，熟时为橙红色。种子具假种皮，且有钝棱角，棕色。花期 4～9 月，果期 8～11 月[2]。

二、生长环境与资源分布

(一)生长环境

高良姜生长在我国华南地区热带、亚热带区域，喜温暖湿润的气候环境，极耐干旱，怕涝浸，不耐霜寒。高良姜在最高气温 38.8℃，最低气温 2.2℃，年降雨量 1100～1803 mm 的地区，生长良好，植株幼苗不适应强光照，生长需要一定的荫蔽度，生育后期能够适应强光。野生于海拔 700 m 以下的林边路边、山坡草地或低山丘陵的灌木丛中，对土壤要求不严，但以土层深厚、疏松肥沃富含腐殖质的酸性或微酸性红壤较为适宜[2]。

(二)高良姜野生资源分布概况[2]

高良姜野生资源主要分布在海南、广东、广西和云南等省区。徐闻县龙塘镇华林和大塘一带是野生高良姜的分布中心。

1. 广东省高良姜资源分布 广东省湛江地处北回归线以南，属南亚热带气候，年均气温 23.2℃，年均降水量 1567.3 mm。在生态环境原始、土地利用率不高的 20 世纪 80 年代，遂溪、廉江、雷州、徐闻等地分布着大量的野生高良姜资源。特别是雷州半岛属热带气候，年均气温 23℃，年均降水量 1400～1700 mm，无论是气候还是土壤都极适合高良姜的生长，野生高良姜资源分布广、蕴藏量大。但 20 世纪 80 年代，当地药农过度采挖野生高良姜资源，药材收购公司大量收购高良姜满足国内外市场需求；另一方面随着经济的发展，大部分土地都被开发种植甘蔗、菠萝、香蕉等经济植物，高良姜的野生资源迅速减少。

粤北的乳源、新丰、南雄、始兴等地区以山地、丘陵为主，文字记载曾有高良姜分布，但实际很多山地都被开垦，种植成桉树、相思、马尾松等经济林，很难看到适合高良姜生长的较原始的生态环境。目前均未发现高良姜野生资源。

2. 云南省高良姜资源分布 云南省富宁县、广南县等地处云贵高原边缘，地势高，境内山峦重叠、河谷纵横，地形地貌复杂，山大坡陡、谷狭沟深。属南亚热带季风气候，土壤类型主要有砖红壤、赤红壤、红壤。

资料记载，富宁县有高良姜资源的分布。但对富宁县境内的清华洞水库、归朝、板伦等地进行调查，这些乡镇土壤比较肥沃湿润，在林缘及林下，分布着大量的姜科植物，但没有发现高良姜。广南县自然灾害较多，冬春干旱常见，夏旱和洪涝灾害时有发生，霜冻、倒春寒、低温冷害有顺次出现、交替出现、连续出现的特点，每年都给农业生产造成不同程度的损失，在当地亦未发现高良姜。对马关县八寨镇附近山地进行了调查，发现虽然在林下经常可以看到姜黄、艳山姜等姜科植物，但亦没有发现高良姜。

3. 海南省高良姜资源分布 海南省地处热带北缘，属热带岛屿季风性气候。雨量充沛，年均气温23.8℃，年均降雨量为1639 mm。植物生长繁茂，植物种类繁多。林地、山丘多为次生林，以种植槟榔、橡胶和椰树为主。海口市、澄迈县、儋州市、白沙县、东方市、陵水县、万宁市、琼海、文昌市、屯昌县、定安等地都分布着野生高良姜资源。但走访调查：由于自然生态环境破坏严重，林地、山丘过度开垦种植槟榔、橡胶和芒果等经济作物，野生高良姜资源现已濒危衰竭。

文昌市铜鼓岭国家自然保护区发现了少量分布的高良姜，面积不大、零星分布。这可能是由于该区域资源保护得较好，生态环境没有被破坏，为高良姜的生长发育提供了较好的环境。

(三) 高良姜栽培资源概况[3]

高良姜种植历史悠久，在广东徐闻县，清代就有有关高良姜种植的记录。建国前种植面积较小，仅有现今的龙塘镇有零星种植。1965年后种植面积不断扩大，入土种植区域由广东徐闻扩增到广东（遂溪县、廉江市、雷州市）、广西（博白县、陆川县）、海南（文昌市、万宁市、檐州市）等地。但以上区域种植高良姜的面积逐步缩小，有些地区已经不再栽培高良姜了。同时，在高良姜药材主产区徐闻县，由于土壤肥沃、雨水充沛，适合种植多种经济作物，部分药农不再种植生产周期长、价格低的高良姜，改种经济效益高且生产周期短、风险较小的香蕉、甘蔗、菠萝等经济作物。高良姜由鼎盛时期的栽培面积约3000 hm^2下降到目前的约2000 hm^2，且有逐年下降的趋势，部分地区已经出现了高良姜药材供不应求的情况。

在高良姜道地产区徐闻，高良姜有牛姜和蜂窝姜两种农家栽培类型，蜂窝姜的药材产量及质量优于牛姜，目前已经成为产区的主要栽培品种。高良姜经常和香蕉、甘蔗等经济作物间作。高良姜主要以根茎繁殖，生长年限3～4年。在管理过程中，药农经常凭经验采取粗放的管理方式，高良姜很少发生病虫害，一般无需喷施农药，施肥也较少，在栽培初期的1～2年需要除草，3年后因高良姜封垄无需除草。

在其他非道地产区，高良姜种植面积较小、零散分布，种植面积 0.3～0.5 hm^2 不等。遂溪、万宁等地的管理更为粗放，高良姜种植基地杂草丛生，基本处十无人管理的状态，高良姜药材仅能基本满足本地或者一乡镇中医诊所的少量需求。

近年来，海南引进南药高良姜的种植项目，以政府为引导，采取“公司＋合作社＋农户”的模式进行规模性经营生产种植，以增加农民的经济收入。目前在海南昌江、东方、白沙、屯昌、陵水、琼海、临高及琼中均有种植。

三、规范化种植技术

(一) 繁殖[4]

高良姜有根茎分株和繁殖种子繁殖两种方式。高良姜主要有鸡姜、蜂窝姜和牛姜3个栽培种，因蜂窝姜地下根茎层层叠叠，产量较高，产区多用“蜂窝姜”作种繁殖。

1. 根茎繁殖

(1)根茎：选3年生粗壮、带5～7个芽、无病虫害、较肥硕的嫩根状茎，剪成长约15 cm、带有2～3节的小段。

(2)高良姜根茎种苗分为三个等级

1)一级根茎种：根茎径粗2.0～4.5 cm，根茎质地充实、饱满，色泽鲜亮，表皮有光泽。茎节鳞叶完整，茎尖生长点无破损，无病斑点。出苗率≥90%，潮砂贮藏时间≤3 d。

2)二级根茎种：根茎径粗1.5～2.5 cm，根茎质地充实、饱满，色泽鲜亮，表皮有光泽。茎尖生长点无破损，无病斑点。出苗率≥85%，潮砂贮藏时间≤7 d。

3)三级根茎种：根茎径粗1.5 cm以下，根茎质地充实、表皮有光泽。茎尖生长点无破损，无病斑点。出苗率≥80%，潮砂贮藏时间≤30 d。

(3)繁殖季节：通常在春秋两季，结合采收高良姜时进行。

(4)繁殖方法：在整好的土地上，按株行距30 cm×25 cm开穴种植，每穴种1～2段，覆土后稍压实，浇定根水。每亩用根茎约100 kg。

2. 种子繁殖

(1)留种母株：选择果粒大、饱满、味浓、产量高的无病虫害的植株为留种母株。

(2)采种及种子处理：高良姜的种子一般在7～10月陆续成熟，当果皮由绿色变为黄或黄绿色时，分批采收，每亩播种育苗需鲜果量10 kg左右。选取果粒大、饱满、味浓、产量高、呈红棕色而无病虫害的鲜果，剥去果皮，混入等量的细沙揉搓至种子与果瓤分开，种皮呈灰白色，有轻微损伤，以增加种子的通透性，利于种子发芽出苗。用清水漂洗细沙及果瓤，捞出种子，晾干水分(种子不易曝晒)备用。

(3)播种期：播种期7～10月下旬均可，但最好为7～9月上旬。由于种子不易久留，所以必须分批进行播种。

(4)播种方法：在整好的苗床上，以10 cm的行距横向开沟，深约2 cm，宽6 cm，将处理好的种子均匀撒在沟内，覆土略高于畦面，晴天浇水保湿，盖草。约20 d后种子发芽。一般育苗需半年后，才可移植。

(二)育苗[4-7]

苗圃应选择排灌方便、向阳背风、肥沃的沙质壤土，以高15 cm，宽1.2～1.5 m起畦，每亩施2～2.5 t腐熟农家肥与畦面表土混匀作基肥，并保持畦面平整。在整好的苗床上，以10 cm的行距开浅沟条播，将处理好的种子均匀撒在沟内，覆土后盖草，浇水保湿。

高良姜嫩苗不适应强光照，要求有一定的荫蔽条件。因此，育苗初期，可盖草遮阴。种子播种后，应保持畦面土壤湿润。在日平均气温20℃以上，一般15～20 d就可以发芽。发芽后，应及时揭去盖草，并适当搭设荫棚遮阴，并注意经常淋水。当苗长出3～6 cm时，去弱留强，使株间距为4 cm。幼苗出土后约一个月，施稀人粪尿水，或以0.5 kg尿素兑水100 kg混合施入，追施草木灰，入冬前则可施腐熟的猪牛粪以提高幼苗的耐寒能力。播种后，根据天气情况，可适当浇水，以保持湿润。

(三)栽植[4-7]

1. 栽植地选择 宜选排灌方便、土层深厚、肥沃、疏松的坡地或缓坡地进行种植。也可在防护林下，或果木林下种植。隔年冬季清除地块杂物，深翻风化，翌年种植前再碎土整平。可与菠萝、剑麻、木薯、香茅等热带、亚热带经济作物套种。种前1个月应把平整土地，清除杂物，并暴晒20～30 d，耙平单行开浅沟。同时要确保周边排水畅通，防止雨量过大时造成积水。

2. 定植时间 一般3～9月间均可栽种，宜在3～4月的晴天早晨或阴雨天进行。

3. 定植方法 秋冬翻耕晒土，整地前用3%辛硫磷颗粒剂2 kg掺土15 kg拌匀撒施。细耙整平、起畦，畦宽 1.2m，待种植。整地后把杂草灌木除净，深翻 30 cm 以上，拾净石块、树根、草根，让土壤熟化，并下足基肥，每亩施入 2000～2500 kg 的腐熟的农家肥作基肥，不需作畦。然后按株行距开穴，穴的规格为 40 cm×40 cm×30 cm。当种子苗高 10 cm 以上时出圃定植，每穴种 2 株幼苗，或每穴种 1 个根状茎，芽头向上，边放边填土，种后覆土压实，然后再覆细土 5～6 cm 厚。

4. 种植密度 高良姜种植的株行距以 45 cm×75 cm 为宜。

（四）田间管理[8-10]

1. 遮荫 种子发芽后，及时揭去盖草，并适当搭设荫棚。

2. 间苗 当苗长出 3～6 cm 时，去弱留强，使株间距为 4 cm。

3. 中耕除草 前期在没封行时每月除草 1 次，封行后夏秋各除 1 次。除草时顺便松土，利于新根的萌发和生长。种植后初期如有杂草，应及时人工除净杂草，不宜使用除草剂。中耕结合除草和追肥进行，以增加土壤的透气性，以气促根茎，提高产量和质量。

4. 水分管理 水分管理包括对高良姜进行合理灌水和及时排水两方面。土壤水分过多或过少都会对高良姜的生长发育和产量产生不良的影响。正确的园地水分管理，满足高良姜正常生长发育的需求，是实现高良姜丰产、优质、高效益栽培的最根本保证。

(1)灌溉方式和灌溉时间：采用地面灌溉，将水引入园地地表，在作物行间作梗，形成小区，水随地表漫流。干旱条件下，土壤中水分含量少，水势低，根系吸水困难，不能满足高良姜正常发育的需求，从而导致产量减少。只有在土壤水分含量降低到对高良姜产生不良影响之前进行灌水，维持适宜的土壤水分状况，才能实现高良姜的丰产。

(2)排水：园地排水采用明沟排水系统。在地表每隔一定的距离，顺行向挖一条一定深、宽度的沟，排除地表积水。对于降雨量量多、地下水位高的地区，园地内除有浅排水沟外，还应有深排水沟。

(3)淋水：植后可适当淋少量的水，以保持土壤的湿度。一般选择雨后土壤含水量高时种植，无须淋水。植后初期，宜用植物残秆覆盖，保持土壤疏松和减少水分蒸发，以利于种苗生长和减少杂草滋生。种子发芽后，及时揭去盖草，并适当搭设荫间苗，并及时中耕除草浇水，促进植株分蘖和根茎生长。

5. 松土、培土 种植后第 2 年在植株周围，用犁或锄开沟松土，同时进行培土；或在秋末冬初结合清园用土杂肥和表土培壅在植株基部，对促进生长，加速萌发有利。

6. 间作、混种 可在芒果林下间种，也可与菠萝、红薯等作物混种。为了提高土地利用率，增加收益，通常在幼龄期间种一些短期生的经济作物，如菠萝、木薯、红薯、剑麻等。

7. 施肥 根据土壤的肥力状况和高良姜为根茎类药材的需肥特点，除苗期适当增施氮肥外，整个生长周期应以施含磷、钾比例较高的有机复合肥为佳。花蕾前期间隔施氮肥、复合肥，后期混合施复合肥、磷肥。

(1)基肥：基肥不仅能从高良姜的萌芽期到成熟期均匀长效地供给营养，而且还有利于土壤理化性状的改善。基肥以有机肥料为主，再配合完全的氮、磷、钾肥。高良姜耐肥，一般在耕地时每亩用腐熟农家肥 2000～2500 kg，随即翻入土中，将地做好畦。在播种前，再在穴中施种肥，一般每亩施饼肥 45 kg、复合肥 10～12 kg，与土混匀，浇水、播种。也可采用“盖粪”的施肥方法，即先摆放高良姜种，然后盖上一层细土，每亩再撒上 2000 kg 农家肥或少许化肥，最后盖土厚 2 cm 左右。每公顷施 45～75 t 腐熟农家肥于穴内作基肥。

(2)追肥：一般发芽期不需要追肥。种植后约 50 d 施稀薄人畜粪水肥。植株封行后追施 1 次复合肥，每亩 20～25 kg。在植株周围结合松土进行培土，或在秋末冬初结合清园用土杂肥和表土培壅在植株基部，以利于促进生长、加速萌发。每年施肥 2 次，可以促进植株生长，提高根茎产量。每年在第一次中耕除草时每公顷施稀薄人畜粪水 22.5 t 或用 2%的尿素淋施。到了 7 月封行后每公顷施复合肥 450 kg。秋季结合清园培土，每公顷施草皮灰 15 t 或厩肥 7.5 t。第二年清明前后，每公顷施人畜粪水 15 t 或尿素 150 kg；到秋末再施 1 次，每公顷施草皮灰 45 t 或厩肥 30 t、过磷酸钙 750 kg 或复合肥 750 kg，以促进地下根茎生长，提高产量。

(五)主要病虫害的防治[4, 6]

坚持贯彻“保护环境、维持生态平衡”的环保方针及“预防为主、综合防治”的原则，禁止使用国家禁用农药。主要采取农业防治、生物防治和化学防治相结合，做好病虫害的预测预报和药效试验，提高防治效果，将病虫害的危害降低到最低程度。

1.农业防治

(1)土壤消毒：结合整地作畦，每公顷撒石灰粉2250～3000 kg进行土壤消毒。

(2)清洁田园：加强田间管理，改善周围环境，做好通风、透光、排水等工作，提高植株自身的抗病能力，减少病虫害的发生。

(3)栽培管理：定时清理栽培环境，注意周边卫生，及时清除杂草。雨后应及时排除田内积水，防止地下水位过高，造成烂茎。

2. 药物防治

(1)烂根病：多发生在高温季节，导致根部腐烂，植株死亡。防治方法为发病初期，拔除病株，并用石灰粉消毒，尽量避免病菌传播。发病期可用0.2～0.4波美度的石硫合剂灌根防治。

(2)卷心虫和卷叶虫：一般在春末至秋初发生较多，危害嫩叶和茎尖。防治方法为锐劲特1500倍液，或苏云金杆菌制剂800倍液，或0.5%苦参素水剂600～1000倍液喷雾1～2次，并结合人工捕杀以防治。

(六)采收加工贮藏[4, 6]

1. 采收

(1)采收季节：高良姜种植4～6年后可收获，但5～6年时产量更高，质量更好，此时根茎中所含粉质多，气味浓。通常在4～6月或10～12月采挖根茎。

(2)采收方法：选择晴天，先割除地上部分茎、叶，然后用犁深翻，把根状茎逐一挖起进行收集。

2. 产地加工 将收获的根茎，去泥土、须根及鳞片，洗净，切成小段晒干，制成高良姜片，或加工成高良姜油。

(1)高良姜片：选取老根茎截成5～6 cm的小段，洗净，切段，晒干。在晒至六七成干时，堆在一起闷放2～3 d，再晒至全干，则皮皱肉凸，表皮红棕色，质量更佳。高良姜干燥根茎，圆柱形、弯曲、多分枝，长4～6 cm，直径1～1.5 cm；表面暗红棕色，有纵皱纹与灰棕色波状环节，节长0.5～1 cm，下侧面有圆形的细根残痕；质坚硬，不易折断，断面红黄色或棕红色，较粗糙；气味芳香辛辣。以粗壮、坚实、红棕色、味香辣者为佳。高良姜片清凉解毒，能帮助消化，增进食欲，可治疗胃病。

(2)高良姜油：高良姜片通过加工、蒸馏，可制成高良姜油。高良姜根茎含挥发油0.5%～1.5%，其主要成分是桉油精，此外还有丁香油酚、蒎烯、荜澄茄烯、黄酮类高良姜素、槲皮素、山柰酚、二苯基庚烷类等。

3. 贮藏 高良姜因其含有挥发油，应存放于阴凉、干燥的药材仓库，并防回潮、防虫蛀。存放温度30℃以下，相对湿度控制在70%～75%，商品安全水分为10%～13%。要彻底灭菌，消灭虫源，防止发生虫蛀。

参考文献

[1] 国家药典委员会. 中华人民共和国药典(2010年版一部). 北京中国医药科技出版社，2010：270
[2] 杨全，严寒静，庞玉新，等. 南药高良姜药用植物资源调查研究. 广东药学院学报，2012，28(4)：382-386
[3] 谭业华，陈珍. 南药高良姜生产调查、问题分析及发展对策. 海南师范大学学报：自然科学版，2014，27(3)：293-296
[4] 詹若挺，黄海波，潘超美，等. 高良姜规范化生产标准操作规程(SOP)(试行). 现代中药研究与实践，2008，22(6)：3-5
[5] 赵胜德. 高良姜高产栽培技术研究. 中国林副特产，1993，25(2)：21-22
[6] 阮薇儒，蒋林，陈昌胜，等. 高良姜规范化生产标准操作规程(试行). 中国现代中药，2008，10(5)：10-12
[7] 徐雪荣. 高良姜规范化种植技术. 中国热带农业，2014，(6)：66-68
[8] 吴开芬，陈河清. 南药高良姜的驯化栽培. 中国热带农业，2005，4：29-30
[9] 杨福顺，赵胜德，陆善旦，等. 高良姜野生变家种栽培技术. 中国林副特产，1991，23(3)：24-25
[10] 吴妃华，孙诚志，周立赖，等. 雷州半岛旱地南药良姜的栽培示范. 广东农业科学，2008，(6)：45-46

第三章　高良姜的质量标准研究

一、高良姜药材鉴别

（一）性状鉴别

根茎圆柱形，多弯曲，有分枝，长4～9 cm，直径1～1.5 cm。表面棕红色或暗褐色，有细密纵皱纹及灰棕色波状环节，节间长0.5～1 cm，下面有圆形根痕。质坚韧，不易折断，断面灰棕色或红棕色，纤维，内皮层环较明显，散有维管束点痕。气香，味辛辣。以分枝少、色红棕、香气浓、味辣得为佳[1]。

（二）显微鉴别

根茎横切面：表皮细胞略切向延长，外壁增厚。皮层中叶迹维管束较多，外韧型，较中柱维管束大；内皮层明显。中柱散有多数外韧型维管束，近内皮层处维管束较小而密，几连成环状；维管束鞘纤维成环，壁厚，非木化和微木化。薄壁组织中散有多数分泌细胞，内含黄色或红棕色树脂状物；薄壁细胞充满淀粉粒。

粉末特征：紫棕色。

(1)淀粉粒单粒棒槌形、肾形、长椭圆形、菱角形或长卵形，长24～44(–93) μm，直径8～27 μm，脐点点状、短缝状或三叉状，偏于一端或位于中部，层纹不明显或隐约可见；复粒由2～8分粒组成，偶见半复粒。

(2)分泌细胞破碎，完整者类圆形或椭圆形，直径40～48 μm，壁稍厚，有纹孔，胞腔含橙红色或棕红色树脂状物。

(3)薄壁细胞壁稍厚，有类圆形纹孔；偶见细小草酸钙方晶。

(4)梯纹、网纹及螺纹导管直径18～56 μm。此外，有纤维及多角形鳞叶表皮细胞。有时可见根的内皮层细胞，常单个散在，狭长形，末端平截或稍尖突，长120～200 μm，直径22～27 μm，壁三边甚厚，一边薄，也有四面均匀增厚，非木化，也沟明显[2]。

（三）薄层鉴别

试药与仪器 硅胶F254预制板10×20 cm；定量毛细管；自动点样仪；双槽展开缸；薄层色谱摄像仪；薄层色谱视频摄像系统；高良姜素标准品；溶剂和试剂均为分析纯。采用正己烷-乙酸乙酯-冰醋酸(10∶1∶0.5)展开，高良姜素的Rf值为0.38[3]。

二、高良姜主要成分的含量测定

（一）采用气相色谱仪测定高良姜挥发油中α-蒎烯的含量

仪器：GC-14B气相色谱仪，C-R4A数据处理机；对照品与试药α-蒎烯，桉油精，正丁醇。正己烷，高良姜；色谱条件：色谱柱：2.1×3.2 mm 玻璃柱，以PEG-20M为固定相，涂布浓度20%；柱温60℃、理论塔板数按α-蒎烯峰计算不低于1500；α-蒎烯与相邻杂质峰的分离度符合要求。样品共测三批，测得α-蒎烯的含量分别为0.46%，0.42%，0.39%[4]。

（二）采用RP-HPLC法测定高良姜中高良姜素和山柰酚

色谱柱：phenomenex Gemini C18(5 μM，250×4.6 mm)键合硅胶色谱柱；流动相：甲醇-0.4%

磷酸(60∶40)；检测波长：360 nm；流速 1.0 ml/min；柱温：30℃。精密称取高良姜素、山柰酚对照品适量，加入甲醇，配制成每毫升含高良姜素 0.334 mg、山柰酚 7.748 ng 的溶液。取高良姜药材 1 g，精密称定，加甲醇约 75 ml，索氏提取 4 h，收集甲醇提取液，用甲醇洗涤容器 2 次，洗涤液与甲醇提取液合并，回收甲醇至约 20ml，转移至 25ml 容量瓶中，加甲醇至刻度、摇匀、滤过即得。高良姜素线性方程：y=2165.4x+446.83，回归系数：r=0.9996，在 0.668～6.680 μg 范围内呈线性关系；山柰酚：y=3.1262x+13.31，回归系数：r=0.9995，在 15.50～155.0 ng 范围内呈线性关系。高良姜素的平均回收率为 102.30%(n=6，RSD=1.73%)，山柰酚的平均回收率为 97.31%(n=6，RSD=1.84%)。按上述方法测定，9 批高良姜样品中高良姜素和山柰酚测定结果平均值分别为：0.932%，0.156%。高良姜素和山柰酚含量最低的各自为 0.736%和 0.012%[5]。

(三)采用 RP-HPLC 法测定高良姜中 5-羟基-7-(4-羟基-3-甲氧苯基)-1-苯-3-庚酮(DPHA)、5-羟基-1，7-双苯-3-庚酮(DPHC)

色谱柱：Diamonsil TMC18(200 mm×4.6 mm，5 μm)；流动性：乙腈(A)-0.2%磷酸水(B)，梯度洗脱[0～30 min，A-B(39∶42)；30～35 min，A-B(45∶55)]；检测波长 220nm；流速：1.0 ml/min；柱温：30℃；进样量：20 μl。DPHA 线性方程，y=2.0×106x+2.0×104.9999，在 1.554～0.3108 μg 呈线性关系；DPHC 线性方程，y=8.2×105x+4.7×103.9999；在 1.2360～0.2473 μg 呈线性关系。DPHA 和 DPHC 的平均回收率分别为 96.8%(n=6，RSD=1.8%)，99.0%(n=6，RSD=0.6%)[6]。

三、高良姜真品与伪品的鉴别[7-9]

(一)真品高良姜

外观呈圆柱形，多弯曲，有分枝，直径在 1～1.5 cm，节间长约 0.2～1 cm，表面有细密的纵皱纹及波状环节，下侧面有圆形的细根残痕；表面为暗红棕色；闻之气味芳香，口尝味辛辣。还可用简单的化学测试法：①用其醇提取物加温观其颜色，真品呈黄绿色。②用三氯化铝做荧光反应，亦呈黄绿色。③做香草酸浓硫酸反应，呈浅紫红色。

(二)伪品益智干燥根茎

外观与真品相似，但个儿较大，直径在 1.5～3 cm，节间长 1～3 cm，表面无纵皱纹及细根残痕，为红棕色至棕褐色；闻之气微，略有香味，但不及真品味窜芳香，口尝辛辣味亦不及真品。经化学测试，其醇提取物加温后呈浅黄绿色，荧光反应呈棕色，浓硫酸反应无色。

(三)伪品生姜干燥根茎

根茎呈不规则块状，略扁，具指状分枝，长 4～18cm，厚 1～3cm。表面黄褐色或灰棕色，有环节，分枝顶端有茎痕或芽。质脆，易折断，断面浅黄色，内皮层环纹明显，维管束散在。气香特异，味辛辣。

(四)伪品大高良姜干燥根茎

根茎粗大质松，直径 1.5～3 cm，表面淡棕红色，具浅土黄色波状环节，节间长 1～3 cm，香气弱，味微实。皮层中柱薄壁间分泌细胞稀疏，束鞘纤维壁较薄，胞腔较大，纹孔不明显。加香草醛-浓硫酸显棕色，荧光显褐色。

(五)伪品小高良姜干燥根茎

呈圆柱形，多弯曲，有分枝，长 5～12 cm，唯个粒细小，直径 0.4～1.2 cm，表面颜色也浅，呈灰棕色或灰棕黄色，较光滑，有叶鞘残留，叶鞘淡棕黄色。断面纤维性，浅棕黄色至棕黄色。中心环纹(内皮层)不明显。气淡，味微辛，微辣。

参考文献

[1] 吕玮，蒋伶活. 高良姜的化学成分及药理作用.药学专论，2006，15(3)：19-20
[2] 周子静，周晓东，廖月葵，等. 高良姜及其三种混淆品的生药鉴定，中药材，1997，13(3)：20-23
[3] 李彩君，林巧玲，谢培山，等. 高良姜中黄酮类成分薄层色谱指纹图谱鉴别，中药新药与临床药理，2001，12(3)：183-187
[4] 陈浩桉，朱沛韶. 高良姜的质量标准研究，广东药学，2002，12(1)：18-19
[5] 李智勇，孙冬梅，张建军. HPLC 法测定高良姜中高良姜素和山柰酚的含量，中华中医药杂志. 2010，25(9)：1368-1370
[6] 陈平，郭晓玲，梁汉明，等. 高良姜药材中 4 种有效成分的含量测定，广东药学院学报，2008，24(5)：462-464
[7] 白权，孙琪华. 高良姜与其混伪品的鉴别. 川北医学院学报，1994，9(4)：17-19
[8] 安维杰. 高良姜及其伪品大良姜的鉴别，内蒙古中医药，2013，1：69-70
[9] 张丽云. 高良姜及其伪品大良姜的鉴别比较，航空航天医学杂志，2014，25(3)：394-396

附：高良姜药典标准(2015 版)

本品为姜科植物高良姜 *Alpinia officinarum* Hance 的干燥根茎。夏末秋初采挖，除去须根和残留的鳞片，洗净，切段，晒干。

【性状】 本品呈圆柱形，多弯曲，有分枝，长 5～9 cm，直径 1～1.5 cm。表面棕红色至暗褐色，有细密的纵皱纹和灰棕色的波状环节，节间长 0.2～1 cm，一面有圆形的根痕。质坚韧，不易折断，断面灰棕色或红棕色，纤维性，中柱约占 1/3。气香，味辛辣。

【鉴别】 ①本品横切面：表皮细胞外壁增厚，有的含红棕色物。皮层中叶迹维管束较多，外韧型。内皮层明显。中柱外韧型维管束甚多，束鞘纤维成环，木化。皮层及中柱薄壁组织中散有多数分泌细胞，内含黄色或红棕色树脂状物；薄壁细胞充满淀粉粒。②取本品粉末 5 g，置圆底烧瓶中，加水 200 ml，连接挥发油测定器，自测定器上端加水使充满刻度部分，并溢流入烧瓶为止，加正己烷 3 ml，连接回流冷凝管，加热至微沸，并保持 2 h，放冷，取正己烷液作为供试品溶液。另取高良姜对照药材 5 g，同法制成对照药材溶液。照薄层色谱法(附录ⅥB)试验，吸取上述两种溶液各 10 μl，分别点于同一硅胶 G 薄层板上，以甲苯—乙酸乙酯(19：1)为展开剂，展开，取出，晾干，喷以 5%香草醛硫酸溶液，在 105℃加热至斑点显色清晰。供试品色谱中，在与对照药材色谱相应的位置上，显相同颜色的斑点。

【检查】 水分不得过 16.0%，总灰分不得过 4.0%。

【含量测定】 照高效液相色谱法测定。

色谱条件与系统适用性试验以十八烷基硅烷键合硅胶为填充剂；以甲醇 0.2%磷酸溶液(55：45)为流动相；检测波长为 266 nm。理论板数按高良姜素峰计算应不低于 6000。

对照品溶液的制备取高良姜素对照品适量，精密称定，加甲醇制成每 1 ml 含 40 μg 的溶液，即得。供试品溶液的制备取本品粉末(过四号筛)约 0.2 g，精密称定，置具塞锥形瓶中，精密加入甲醇 50 ml，密塞，称定重量，加热回流 1 h，放冷，再称定重量，用甲醇补足减失的重量，摇匀，滤过，取续滤液，即得。

测定法分别精密吸取对照品溶液与供试品溶液各 10 μl，注入液相色谱仪，测定，即得。

本品按干燥品计算，含高良姜素($C_{15}H_{10}O_5$)不得少于 0.70%。

饮片

【炮制】 除去杂质，洗净，润透，切薄片，晒干。

本品呈类圆形或不规则形的薄片。外表皮棕红色至暗棕色，有的可见环节和须根痕。切面灰棕色至红棕色，外周色较淡，具多数散在的筋脉小点，中心圆形，约占 1/3。气香，味辛辣。

【检查】 水分同药材，不得过 13.0%。

【鉴别】 (除横切面外)【检查】(总灰分)【含量测定】同药材。

【性味与归经】 辛，热。归脾、胃经。

【功能与主治】 温胃止呕，散寒止痛。用于脘腹冷痛，胃寒呕吐，嗳气吞酸。

第四章　高良姜化学成分的研究

高良姜化学成分的研究始于上世纪七十年代，从中分离得到高良姜素等黄酮类成分；到2000年左右，化学成分研究达到高峰，特别是其中含有二芳基庚烷类、糖苷类成分引起国内外学者的广泛关注。近年来尚有学者开展有关高良姜化学成分的研究，多为二芳基庚烷类化合物。通过近40年的化学成分研究，除挥发油外，从高良姜中分离得到近100个化合物，主要为黄酮类、二苯基庚烷类、糖苷类、苯丙素类化学成分。

高良姜挥发油的含量较高，辛香气味是判断药材质量优劣的指标之一。目前为止采用GC-MS法，从高良姜挥发油中分离鉴定出30余种化学成分。

黄酮类化合物是高良姜的主要成分之一，已从高良姜中分离得到了17个黄酮类化合物，其中包括10个黄酮(醇)类化合物，2个二氢黄酮(醇)类化合物，2个查耳酮类化合物，1个黄烷三醇类化合物和2个黄酮苷类化合物。

二芳基庚烷类化合物是高良姜特征性成分，其结构新颖一直备受关注。从高良姜中分离得到49个天然二芳基庚烷类化合物，包括43个线型二芳基庚烷类化合物，4个环状二芳基庚烷类化合物，1个二芳基庚烷类化合物与黄酮类化合物的聚合物和1个二芳基庚烷类二聚体类化合物高良姜中多为线性二苯基庚烷，其特征为在庚烷骨架的1，7位有芳基的取代，芳基上取代基多为羟基或甲氧基，且位置多在间位、对位，尚未发现存在邻位取代，其中对位多为羟基取代，而间位3′、3″位取代基多为甲氧基，5′、5″位取代基多为羟基。在庚烷的母体结构中，在庚烷骨架中C-3，C-5位上有含氧取代基存在，C-3位取代基通常是酮羰基、羟基，在C-5位上取代基通常是酮羰基、羟基或甲氧基，有时C-3和C-5位取代基也有乙酰氧基或乙氧基。此外，在二苯基庚烷类化合物的庚烷骨架中还存在双键，位置常在C-4位，而在C-1，C-5和C-6位有时也有双键存在。

从高良姜中分离鉴定了7个苯丙素类化合物，这些化合物多具有对羟基苯丙烯醇的母核结构，有的为对羟基苯丙烯醇二聚体。此外，尚从高良姜中分离得到11个糖苷类化合物，其母核多含有一个苯丙烯的结构片段。除此之外，从高良姜中还分离得到倍半萜、二萜、有机酸、甾醇等化合物。

高良姜作为姜科植物，其化学成分具有姜科的普遍特征，包括含有黄酮、二芳基庚烷类化合物。而高良姜所含的成分又具有自身的特点，如黄酮类化合物高良姜素只在高良姜中存在，二芳基庚烷类化合物结构类型多、含量高等。本专著通过系统总结文献，将高良姜中所得黄酮、二芳基庚烷、糖苷类、苯丙素类、挥发油、多糖等化学成分进行汇总，并对挥发油提取、分析方法进行论述，以期为高良姜的深入研究开发提供参考。

一、黄酮类成分

黄酮类化合物是高良姜的主要化学成分之一，黄酮苷和苷元在高良姜中均有分布，其中苷元是黄酮类化学成分在高良姜中的主要存在形式[1]。迄今为止已从高良姜中分离得到了17个黄酮类化合物，其中包括10个黄酮(醇)类化合物，2个二氢黄酮(醇)类化合物，2个查耳酮类化合物，1个黄烷三醇类化合物和2个黄酮苷类化合物。

(一)黄酮(醇)类化合物

高良姜素(galangin)(1)、高良姜素-3-*O*-甲醚(galangin-3-methyl ether)(2)、山柰酚(kaempferol)(3)、山柰酚-4'-*O*-甲醚(kaempherol-4'-methyl ether)(4)、槲皮素(quercetin)(5)、槲皮

素-3-*O*-甲醚(quercetin-3-methyl ether)(6)、芹菜素(apigenin)(7)、异鼠李素(isorhamnetin)(8)、鼠李柠檬素(rhamnocitrin)(9)、7-羟基-3，5-二甲氧基黄酮(7-hydroxy-3，5- dimethoxyflavone)(10)[2-5]。其结构式见图 4-1。

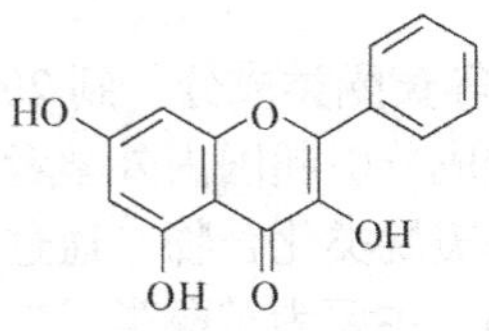
1

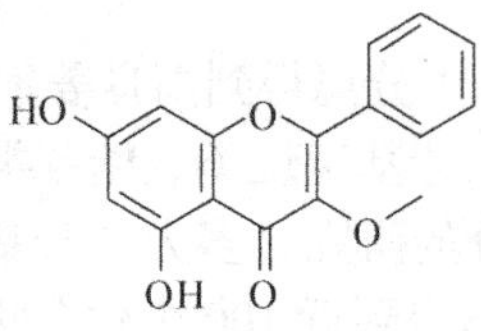
2

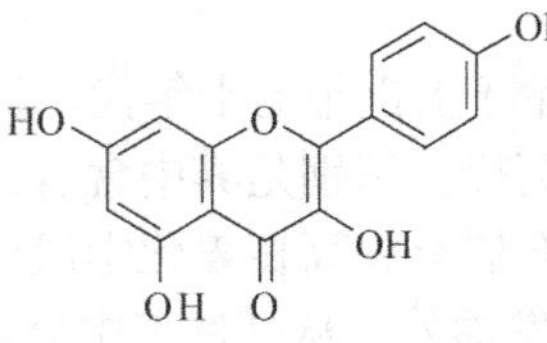
3

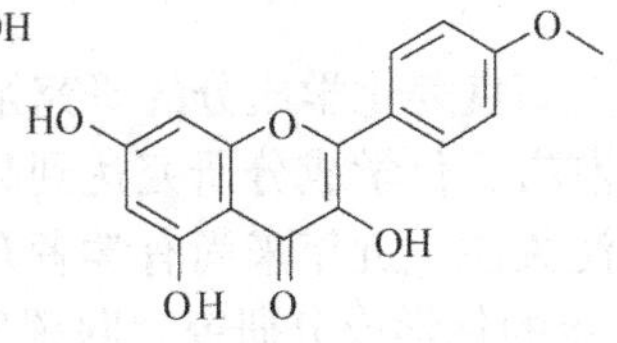
4

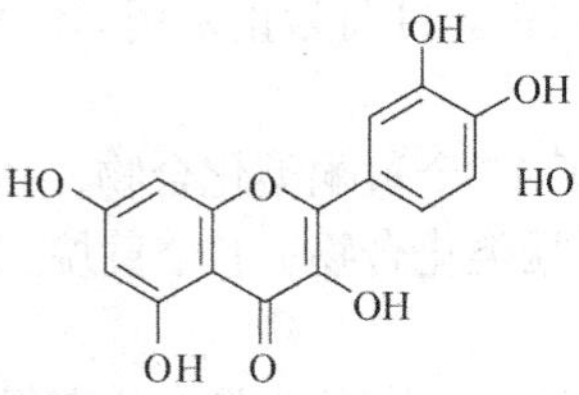
5

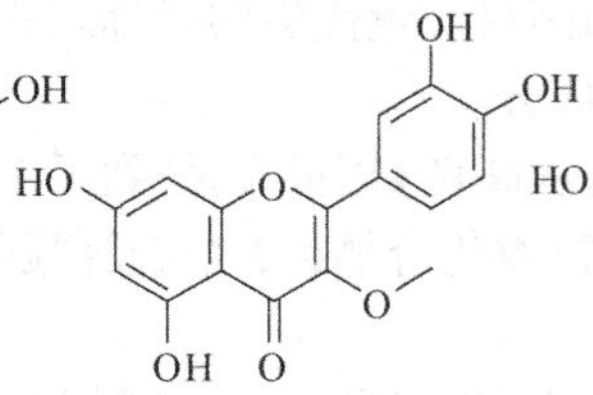
6

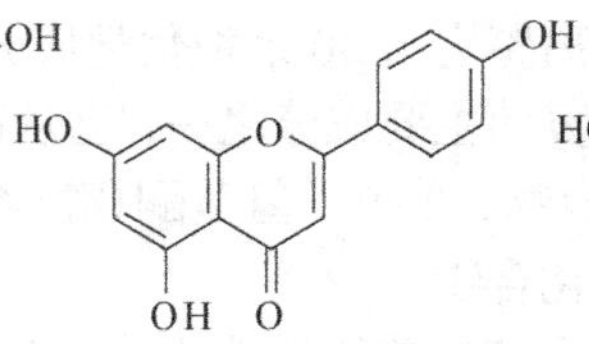
7

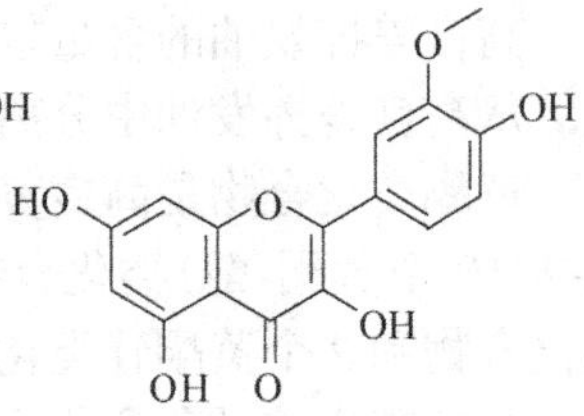
8

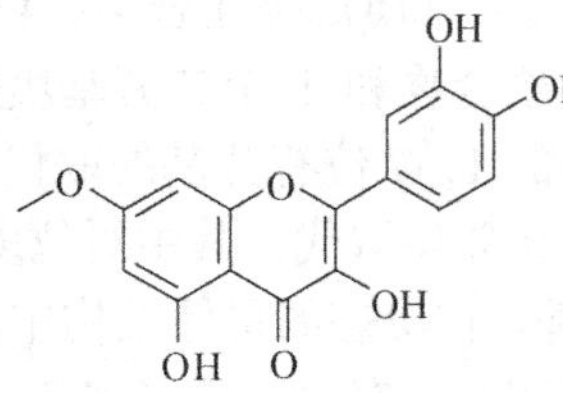
9

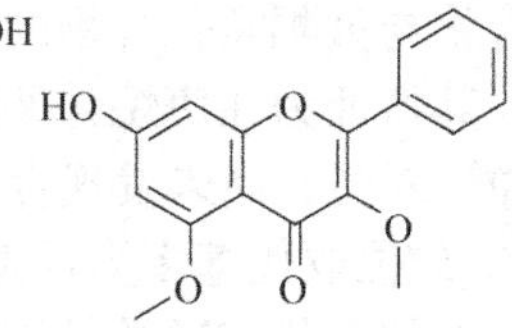
10

图 4-1　高良姜中的黄酮醇类化合物

(二)二氢黄酮(醇)类化合物

乔松素(pinocembrin)(11)，二氢高良姜醇(pinobaksin)(12)[6]。其结构式见图 4-2。

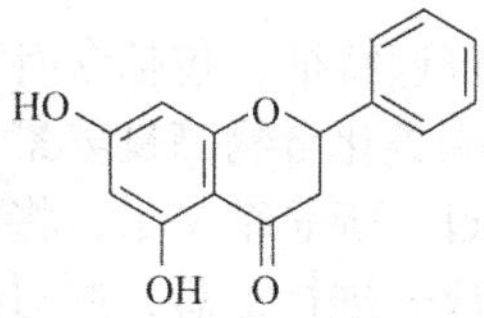
11

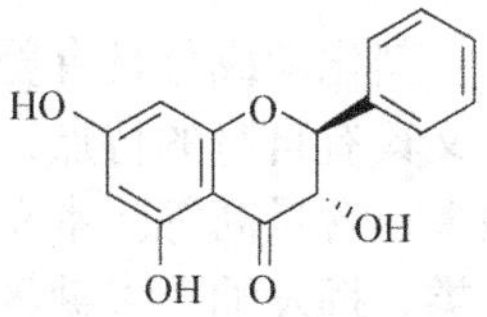
12

图 4-2　高良姜中的二氢黄酮(醇)类化合物

(三)查耳酮类化合物

豆蔻素(cardamonin)(13)、4′-羟基豆蔻素(4′-hydroxy cardamonin)(14)[7]。其结构式见图 4-3。

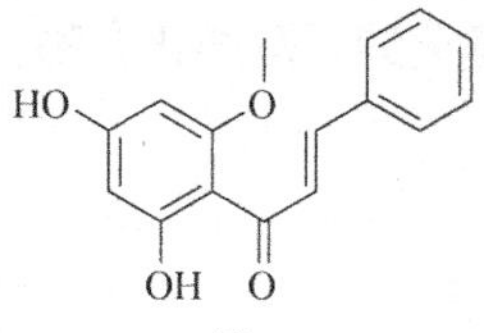
13

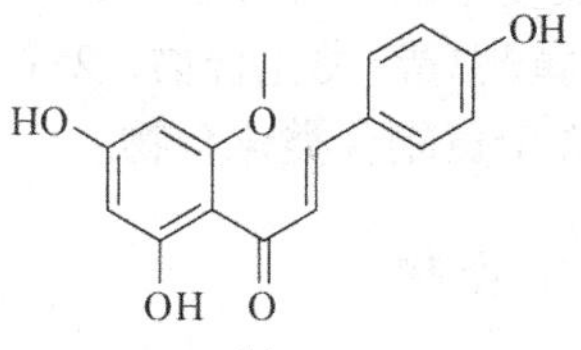
14

图 4-3　高良姜中的查尔酮类化合物

(四)黄烷-3-醇类化合物

儿茶素(catechin)(15)[8]。其结构式见图 4-4。

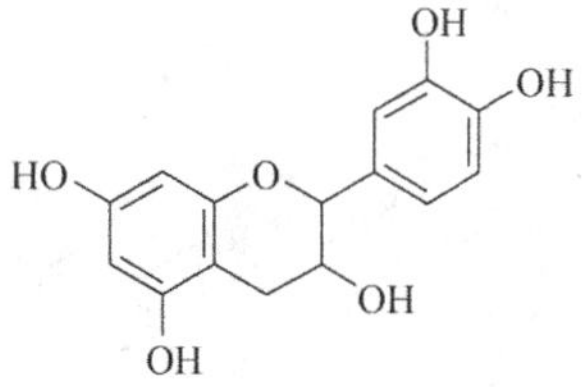

15

图 4-4　高良姜中的黄烷-3-醇类化合物

(五)黄酮苷类化合物

高良姜素-3-*O*-β-D-葡萄糖苷(galangin-3-*O*-β-D-glucoside)(16)、山柰酚-4′-甲醚-3-*O*-β-D-葡萄糖苷(kaempferol -4′-methyl ether-3-*O*-β-D-glucoside)(17)[9, 10]。其结构式见图 4-5。

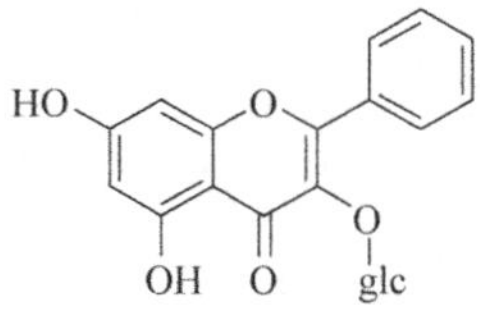

16

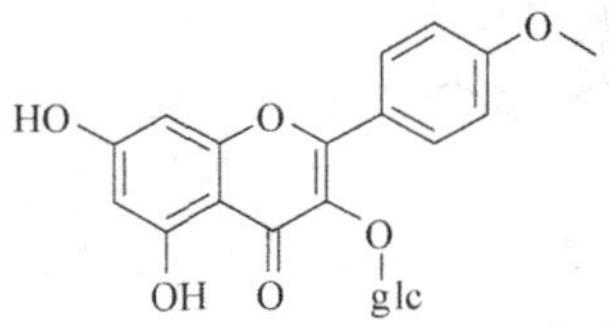

17

图 4-5　高良姜中的黄酮苷类化合物

二、二芳基庚烷类成分

二芳基庚烷类化合物是高良姜中的结构类型最丰富、含量最多的化学成分，有最多的文献报道。至今，从高良姜中分离得到 49 个天然二芳基庚烷类化合物，包括 43 个线型二芳基庚烷类化合物，4 个环状二芳基庚烷类化合物，1 个二芳基庚烷类化合物与黄酮类化合物的聚合物和 1 个二芳基庚烷类二聚体类化合物高良姜中多为线性二苯基庚烷，其特征为在庚烷骨架的 1，7 位有芳基的取代，芳基上取代基多为羟基或甲氧基，且位置多在间位、对位，尚未发现存在临位取代，其中对位多为羟基取代，而间位 3′、3″位取代基多为甲氧基，5′、5″位取代基多为羟基。在庚烷的母体结构中，在庚烷骨架中 C-3，C-5 位上有含氧取代基存在，C-3 位取代基通常是酮羰基、羟基，在 C-5 位上取代基通常是酮羰基、羟基或甲氧基，有时 C-3 和 C-5 位取代基也有乙酰氧基或乙氧基。此外，在二苯基庚烷类化合物的庚烷骨架中还存在双键，位置常在 C-4 位，而在 C-1，C-5 和 C-6 位有时也有双键存在。

(一)线型二芳基庚烷类化合物

高良姜中二芳基庚烷类化合物主要以线型形式存在，根据庚烷骨架上取代基的种类、位置和数目不同以及中央碳链的不饱和程度，可以将线型二芳基庚烷化合物分为 A～G 八种，结构见图 4-6。高良姜中的线型二芳基庚烷化合物具体结构见表 4-1 和图 4-7[11-16]。

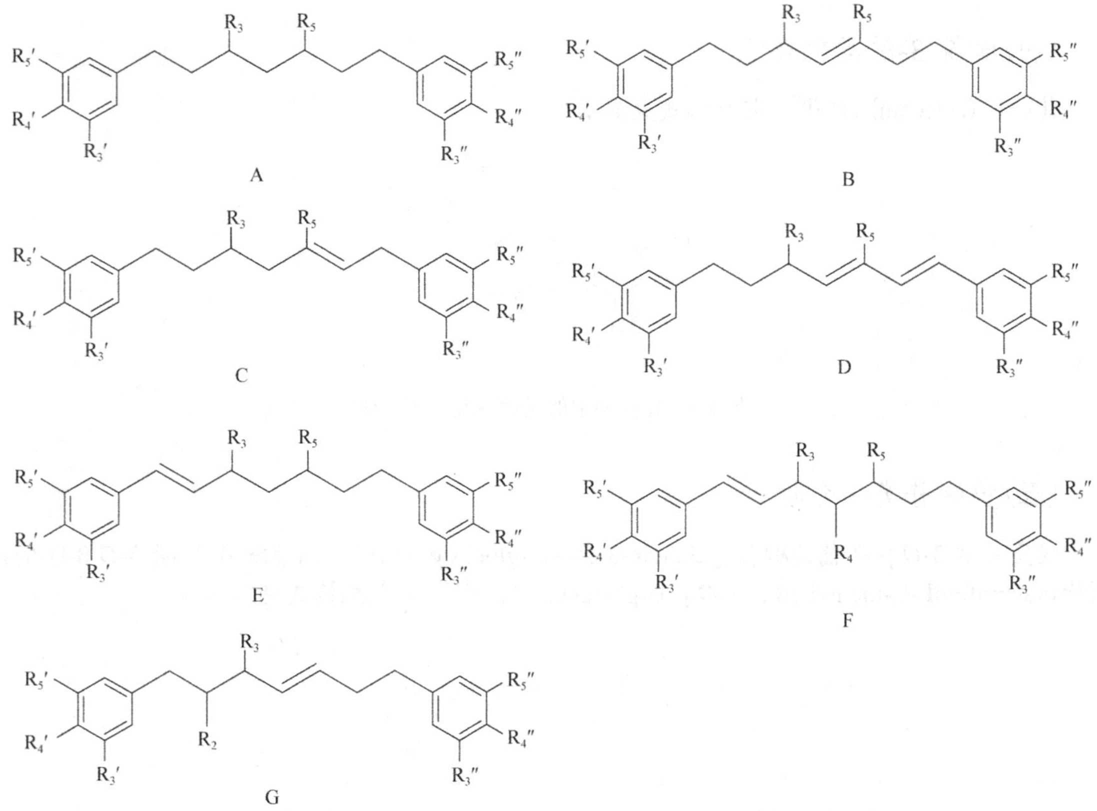

图 4-6　高良姜中线型二芳基庚烷类化合物结构母核

表 4-1 从高良姜中分离得到的线型二芳基庚烷类化合物

序号	化合物	结构类型	取代基									
			R_2	R_3	R_4	R_5	R_3'	R_4'	R_5'	R_3''	R_4''	R_5''
18	1-苯基-7-(4"-羟基苯基)-3-庚酮	A		C=O							OH	
19	1-苯基-7-(4"-羟基-3"-甲氧基苯基)-3-庚酮	A		C=O						OCH_3	OH	
20	5-羟基-1，7-双苯-3-庚酮	A		C=O		OH						
21	5-羟基-1-苯基-7-(4"-羟基苯基)-3-庚酮	A		C=O		OH					OH	
22	5-羟基-1-苯基-7-(3", 4"-二羟基苯基)-3-庚酮	A		C=O		OH				OH	OH	
23	5-羟基-1-苯基-7-(4"-羟基-3"-甲氧基苯基)-3-庚酮	A		C=O		OH				OCH_3	OH	
24	5-羟基-1-苯基-7-(4"，5"-二羟基-3"-甲氧基苯基)-3-庚酮	A		C=O		OH				OCH_3	OH	OH
25	5-羟基-1-(4'-羟基-3'-甲氧基苯基)-7-(4"-羟基苯基)-3-庚酮	A		C=O		OH	OCH_3	OH			OH	
26	5-羟基-1-(4'-羟基苯基)-7-(4"-羟基-3"-甲氧基苯基)-3-庚酮	A		C=O		OH		OH		OCH_3	OH	
27	5-羟基-1，7-双-(4'-羟基-3'-甲氧基苯基)-3-庚酮	A		C=O		OH	OCH_3	OH		OCH_3	OH	
28	5-羟基-1-(3'，4'-二羟基苯基)-7-(4"-羟基-3"-甲氧基苯基)-3-庚酮	A		C=O		OH	OH	OH		OCH_3	OH	

续表

序号	化合物	结构类型	取代基									
			R_2	R_3	R_4	R_5	R_3'	R_4'	R_5'	R_3''	R_4''	R_5''
29	5-羟基-1-(4'-羟基-3'-甲氧基苯基)-7-(4"，5"-二羟基-3"-甲氧基苯基)-3-庚酮	A		C=O		OH	OCH_3	OH		OCH_3	OH	OH
30	1，7-双苯-3，5-庚二酮	A		C=O		C=O						
31	1-(4'-羟基苯基)-7-苯基-3，5-庚二酮	A		C=O		C=O		OH				
32	1-(4'-羟基-3'-甲氧基苯基)-7-苯基-3，5-庚二酮	A		C=O		C=O	OCH_3	OH				
33	5-甲氧基-1，7-双苯-3-庚酮	A		C=O		OCH_3						
34	5-甲氧基-1-苯基-7-(4"-羟基苯基)-3-庚酮	A		C=O		OCH_3					OH	
35	5-甲氧基-1-苯基-7-(4"-羟基-3"-甲氧基苯基)-3-庚酮	A		C=O		OCH_3				OCH_3	OH	
36	5-甲氧基-1-(4'-羟基苯基)-7-(4"-羟基-3"-甲氧基苯基)-3-庚酮	A		C=O		OCH_3		OH		OCH_3	OH	
37	5-乙酰氧基-1-苯基-7-(4"-羟基苯基)-3-庚酮	A		C=O		CH_3COO					OH	
38	5-乙氧基-1-苯基-7-(4"-羟基-3"-甲氧基苯基)-3-庚酮	A		C=O		C_2H_5O				OCH_3	OH	
39	1，7-双苯基-3，5-庚二醇	A		OH		OH						
40	(3R，5R)-1-(4'-羟基苯基)-7-苯基-3，5-庚二醇	A		OH		OH		OH				
41	(3R，5R)-1，7-双-(4'-羟基苯基)-3，5-庚二醇	A		OH		OH		OH			OH	
42	1-(4'-羟基-3'-甲氧基苯基)-7-苯基3，5-庚二醇	A		OH		OH	OCH_3	OH				
43	1-(4'，5'-二羟基-3'-甲氧基苯基)-7-苯基3，5-庚二醇	A		OH		OH	OCH_3	OH	OH			
44	(3R，5R)-1-(3'，4'-二羟基苯基)-7-(4"-羟基苯基)-3，5-庚二醇	A		OH		OH	OH	OH			OH	
45	(3R，5R)-1-(4'-羟基-3'-甲氧基苯基)-7-(3"，4"-二羟基苯基)-3，5-庚二醇	A		OH		OH	OCH_3	OH		OH	OH	
46	1，7-双-(4'-羟基-3'-甲氧基苯基)-3，5-庚二醇	A		OH		OH	OCH_3	OH		OCH_3	OH	
47	3，5-二乙酰氧基-1-(4'，5'-二羟基-3'-甲氧基苯基)-7-(3"，4"-二羟基苯基)-庚烷	A		CH_3COO		CH_3COO	OCH_3	OH	OH	OH	OH	
48	1，7-双苯-4-庚烯-3-酮	B		C=O								
49	1-苯基-7-(4"-羟基苯基)-4-庚烯-3-酮	B		C=O							OH	
50	1-苯基-7-(4"-羟基-3"-甲氧基苯基)-4-庚烯-3-酮	B		C=O						OCH_3	OH	
51	1-苯基-7-(4"，5"-二羟基-3"-甲氧基苯基)-4-庚烯-3-酮	B		C=O						OCH_3	OH	OH
52	1-(4'-羟基苯基)-7-(4"-羟基-3"-甲氧基苯基)-4-庚烯-3-酮	B		C=O				OH		OCH_3	OH	

续表

序号	化合物	结构类型	取代基									
			R_2	R_3	R_4	R_5	R_3'	R_4'	R_5'	R_3''	R_4''	R_5''
53	1-(4'-羟基-3'-甲氧基苯基)-7-(3'',4''-二羟基苯基)-4-庚烯-3-酮	B		C═O			OCH_3	OH		OH	OH	
54	5-羟基-1-苯基-7-(4''-羟基-3''-甲氧基苯基)-4-庚烯-3-酮	B		C═O		OH				OCH_3	OH	
55	1，7-双苯-5-庚烯-3-酮	C		C═O								
56	5-羟基-1，7-双苯-4，6-庚二烯-3-酮	D		C═O		OH						
57	5-羟基-1-(4'-羟基-3'-甲氧基苯基)-7-苯基-4，6-庚二烯-3-酮	D		C═O		OH	OCH_3	OH				
58	1-(4'-羟基-3'-甲氧基苯基)-7-苯基-1-庚烯-3-酮	E		C═O			OCH_3	OH				
59	4-苯乙基-1，7-双苯基-1-庚烯-3，5-二酮	F		C═O	—CH_2CH_2	C═O						
60	2-羟基-1，7-双苯基-4-庚烯-3-酮	G	OH	C═O								

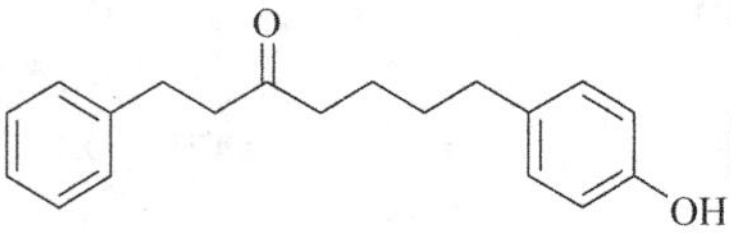

18

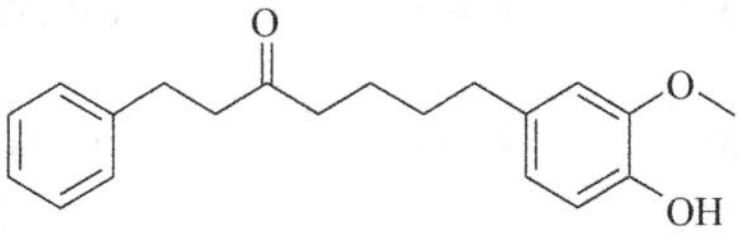

19

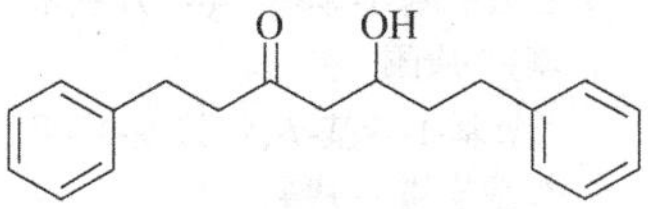

20

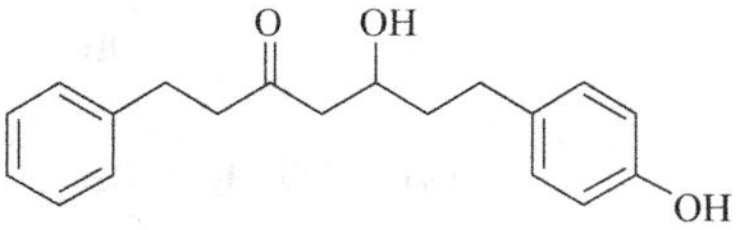

21

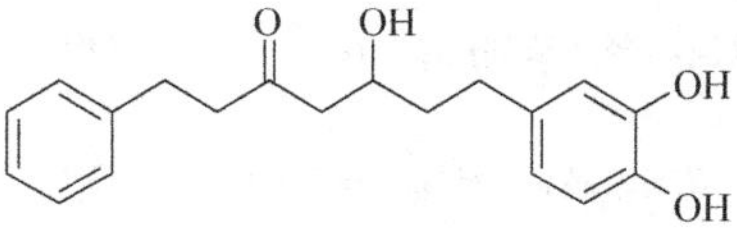

22

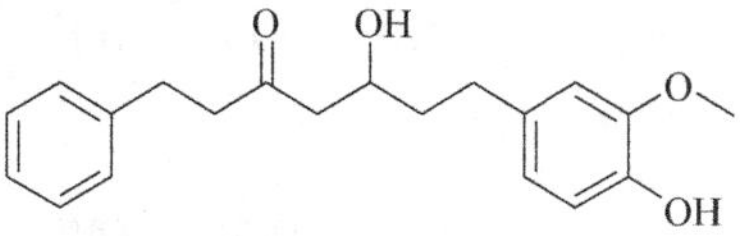

23

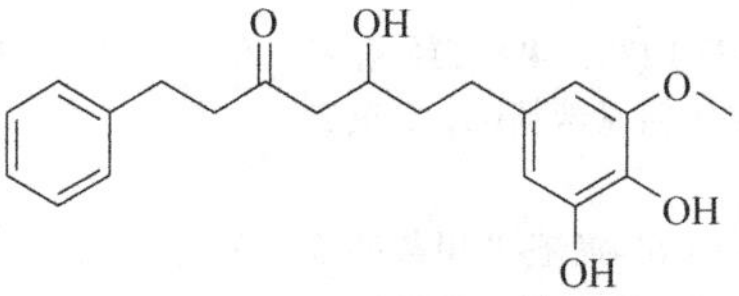

24

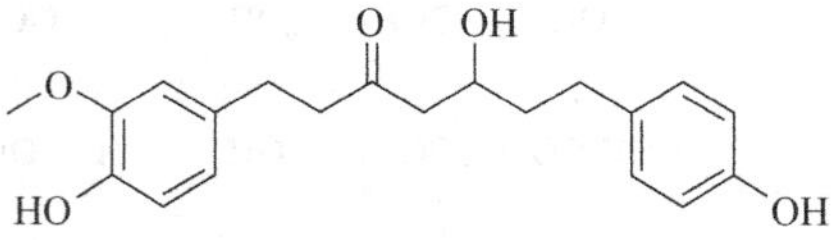

25

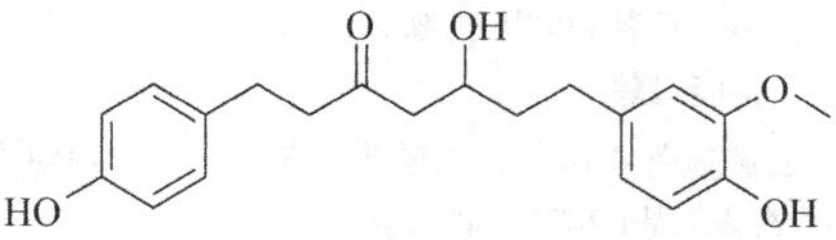

26

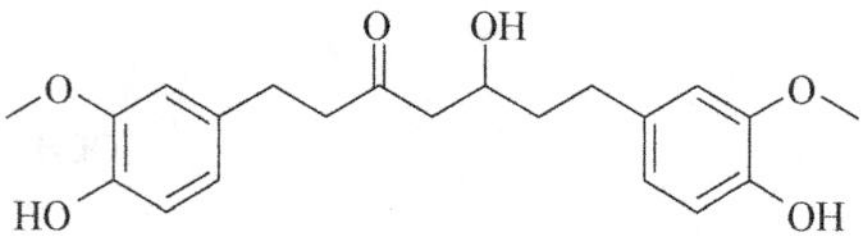

27

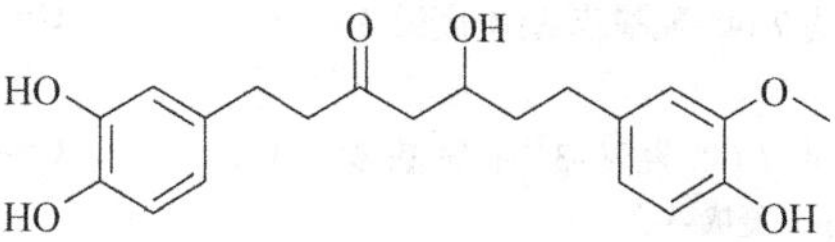

28

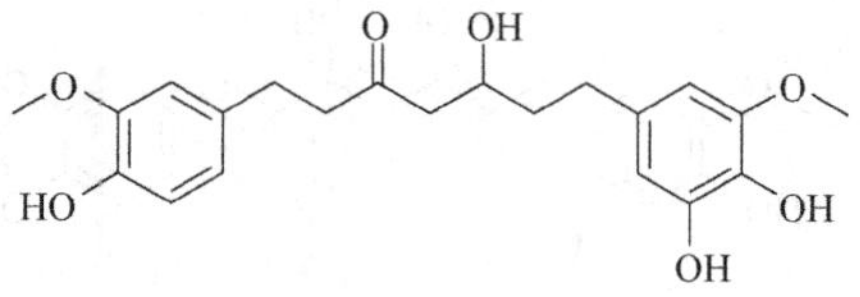

29

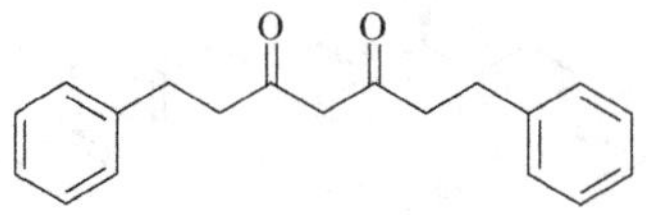

30

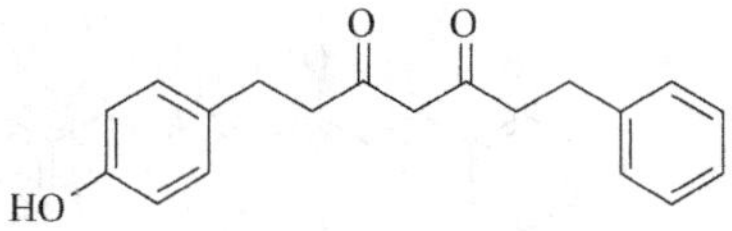

31

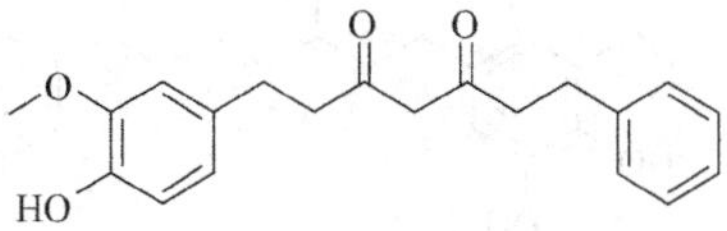

32

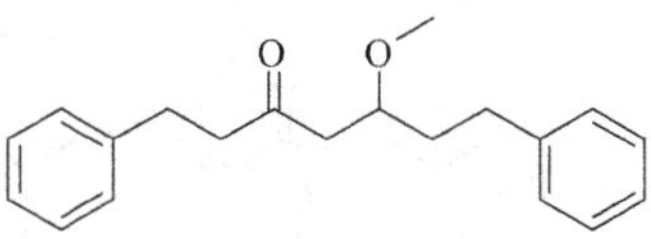

33

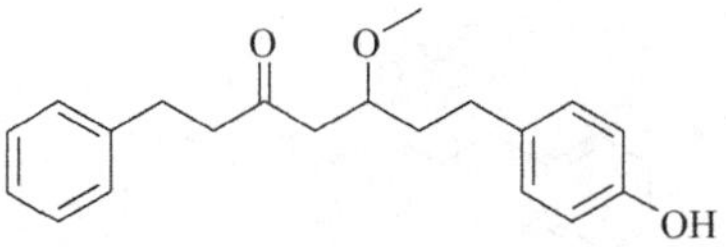

34

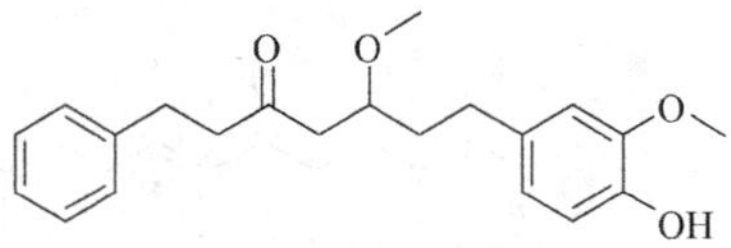

35

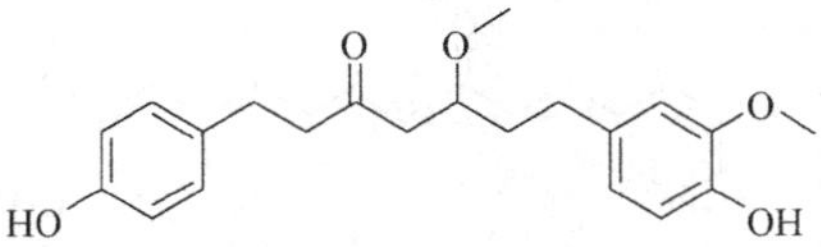

36

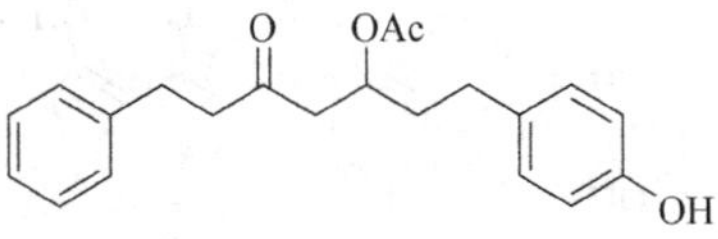

37

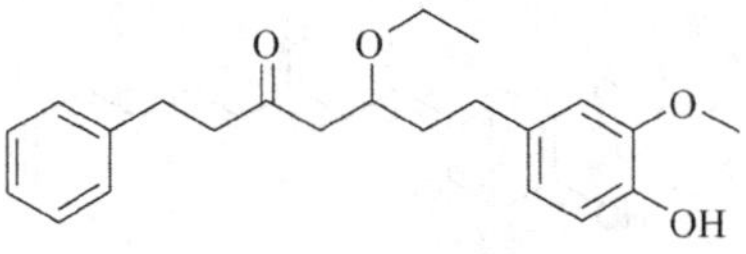

38

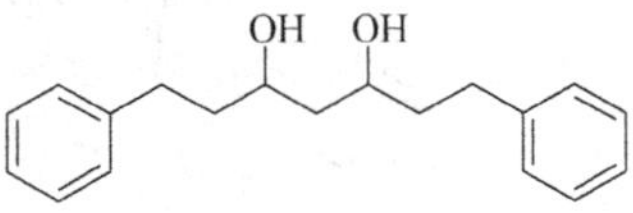

39

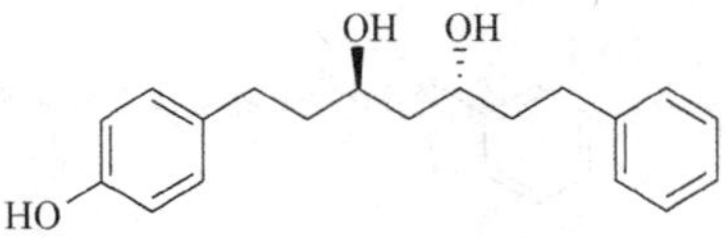

40

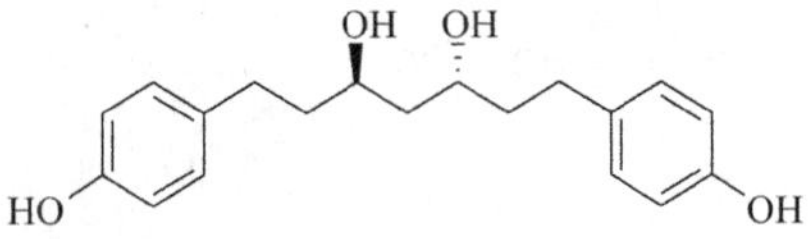

41

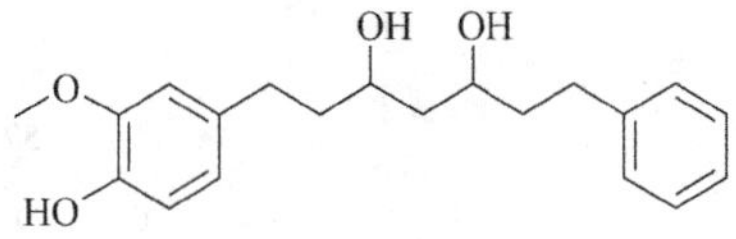

42

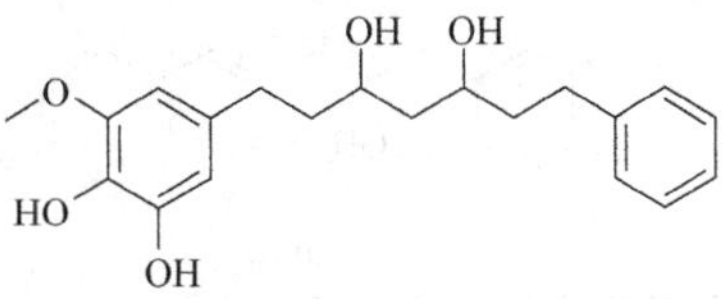

43

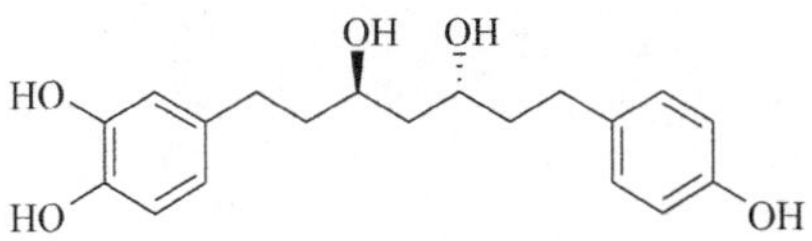

44

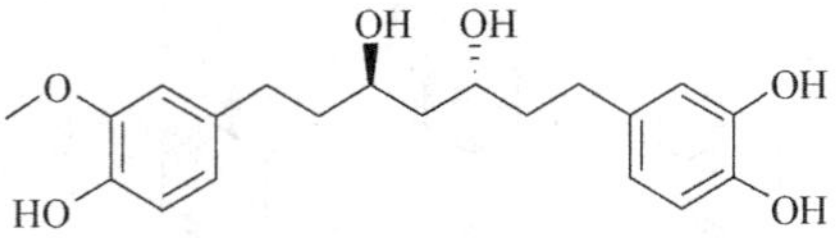

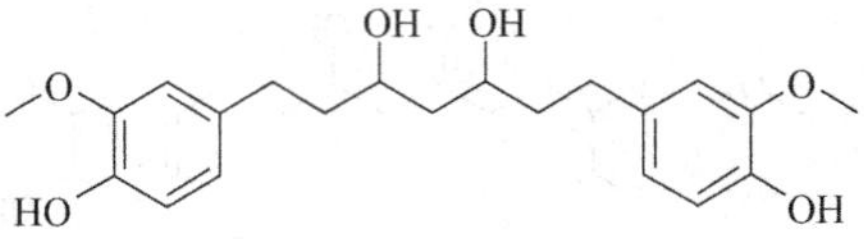

45

46

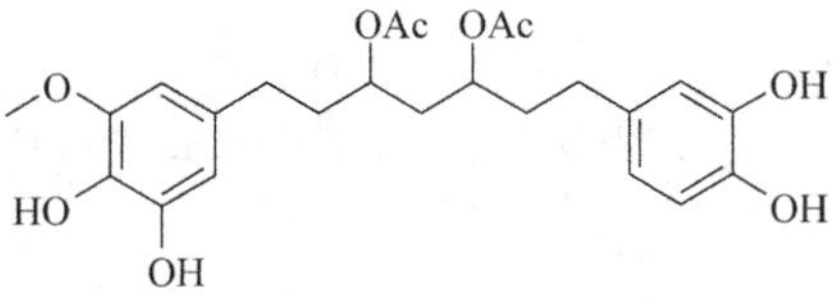

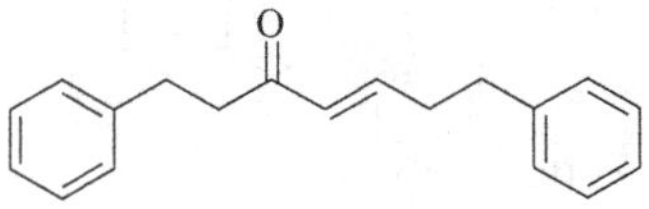

47

48

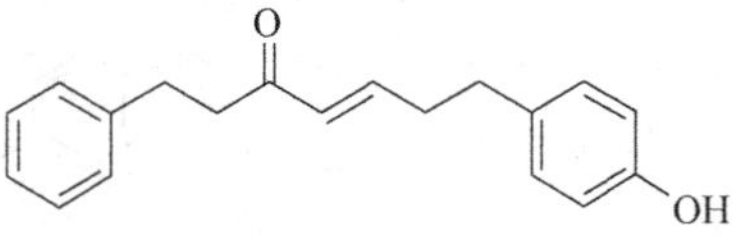

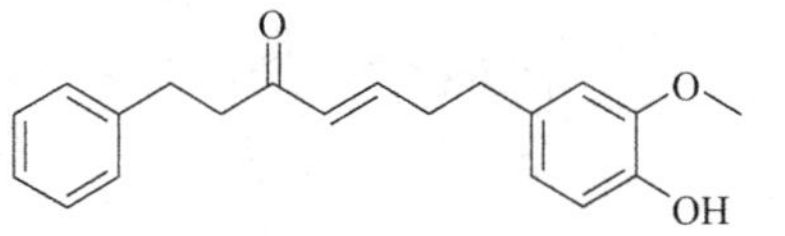

49

50

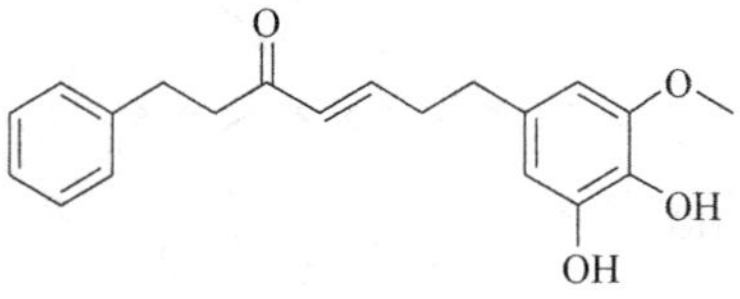

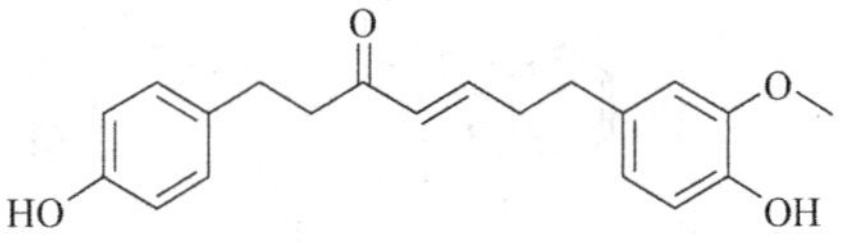

51

52

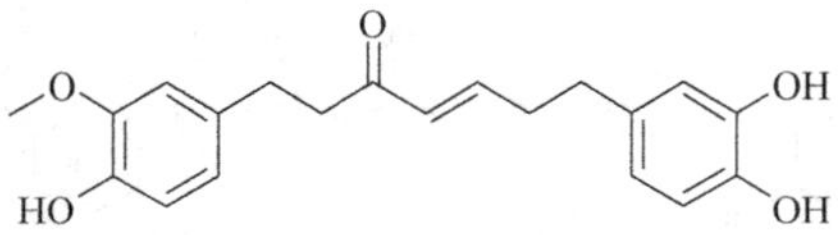

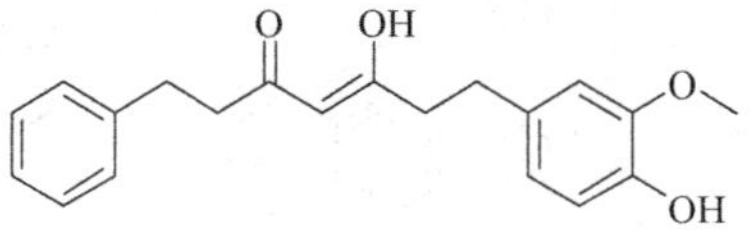

53

54

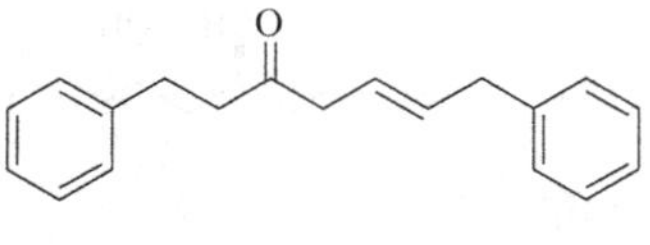

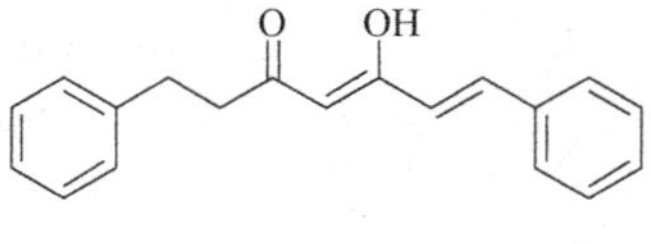

55

56

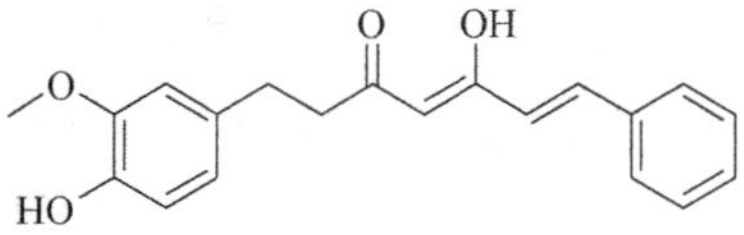

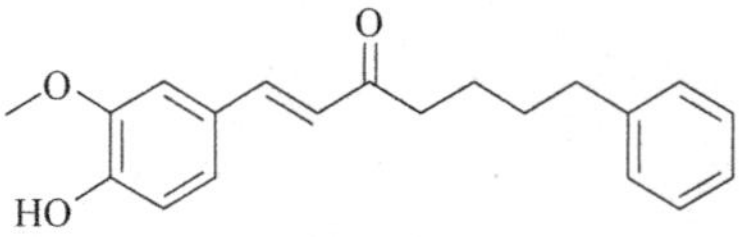

57

58

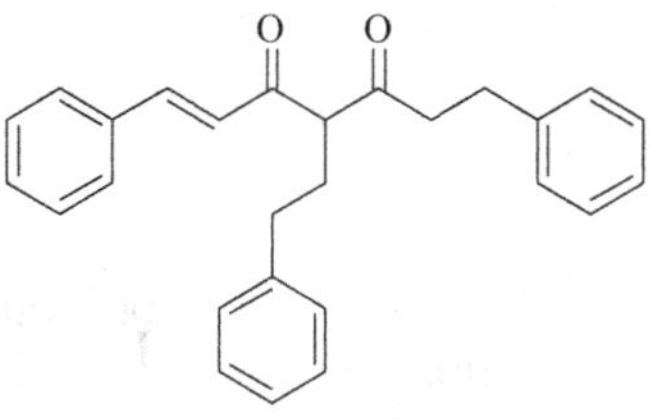

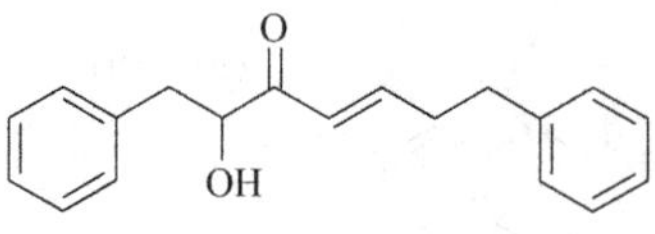

59

60

图 4-7 高良姜中线型二芳基庚烷类化合物结构式

(二)环状二芳基庚烷类化合物

安宁等从高良姜中分离得到 3 个新的环状二芳基庚烷类化合物，分别命名为高良姜新庚烷 A(officinarumane A)(61)[17]，高良姜新庚烷 B(officinarumane B)(62)，高良姜新庚烷 C(officinarumane C)(63)[17]。另外，Yi Sun 等也从高良姜中分离得到了 1 个环状二芳基庚烷类化合物 2-苄基-5-苯乙基呋喃(64)[18]，化合物具体结构见图 4-8。

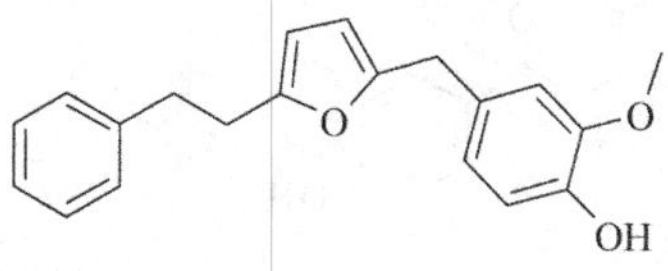
61

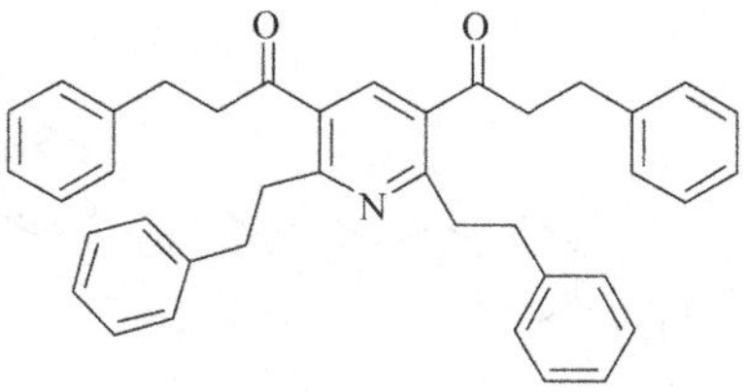
62

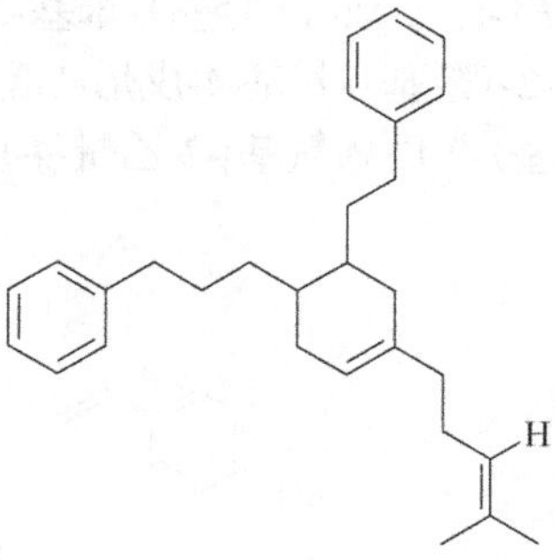
63

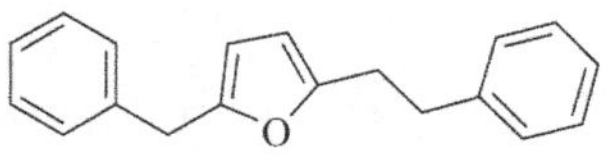
64

图 4-8 从高良姜中分离得到的环状二芳基庚烷类化合物

(三)其他二苯基庚烷类

在高良姜中还存在着二芳基庚烷类化合物与黄酮类化合物的聚合体 officinin(65)、双二苯基庚烷类化合物(5*R*，5′*R*)-7，7′-(6，6′-dihydroxy-5，5′-dimethoxy[1，1′-biphenyl]-3，3′-diyl) bis[5-methoxy-1-phenylheptan-3-one](66)及二苯基与倍半萜的聚合物(67)[19, 20]。化合物具体结构见图 4-9。

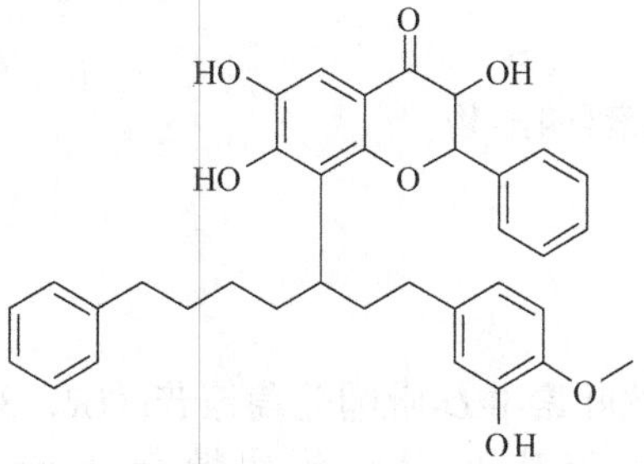
65

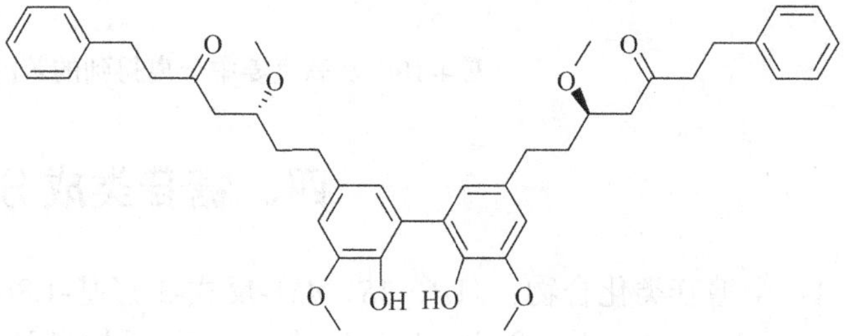
66

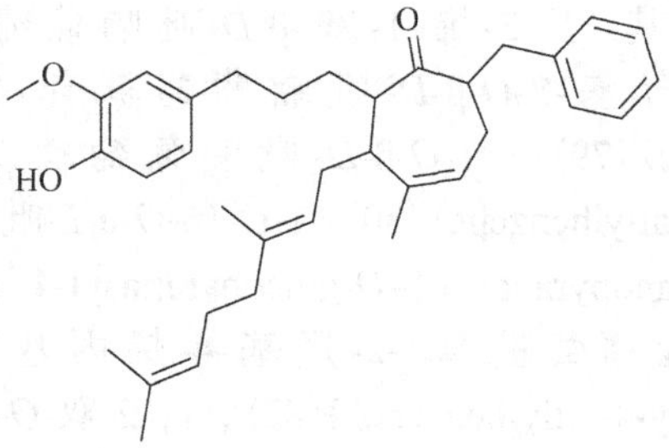
67

图 4-9 从高良姜中分离得到的其他二苯基庚烷类化合物

三、苯丙素类成分

从新鲜高良姜的甲醇提取物中分离鉴定了 7 个具有抗氧化活性的苯丙素类化合物：对羟基苯丙烯醇(68)、对羟基苯丙烯甲醚(69)、(4*E*)-1，5-双-(4-羟基苯基)-1-甲氧基-2-(甲氧基)-苯基-4-戊烯(2a，2b)(70)、(4*E*)-1，5-双-(4-羟基)-苯基-1-乙氧基-2-(甲氧基甲基)-4-戊烯(2a，2b)(71)、(4*E*)-1，5-双-(4-羟基)-苯基-2-(甲氧基甲基)-4-戊烯-1-醇(2a，2b)(72)、(4*E*)-1，5-双-(4-羟基)苯基-2-(羟基)-苯基-4-戊烯-1-醇(2a，2b)(73)、(4*E*)-1，5-双-(4-羟基)-苯基-1-[(2*E*)-3-(4-乙酰氧基苯基)-2-丙烯氧基]-2-乙醚-4-戊烯(74)[21]。具体结构见图 4-10。

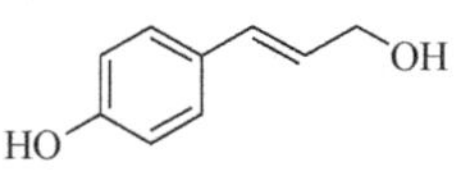

68

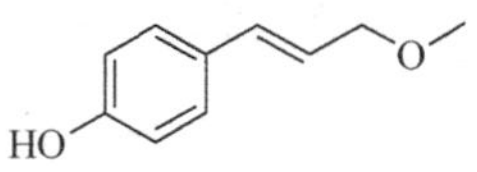

69

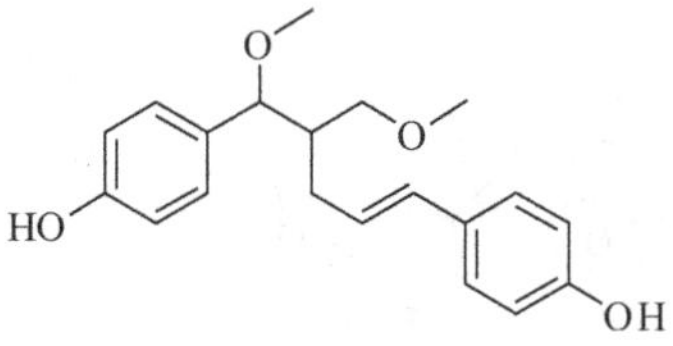

70

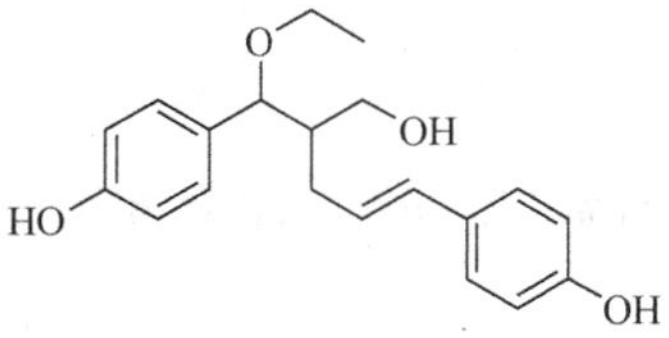

71

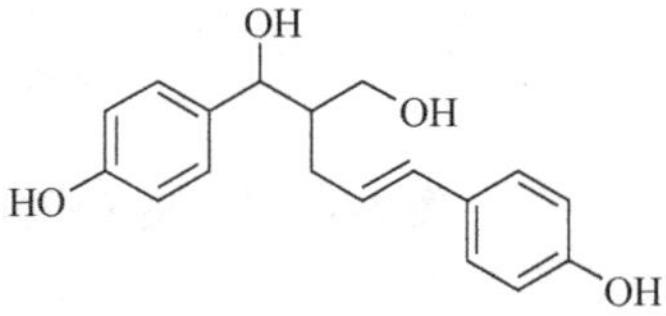

72

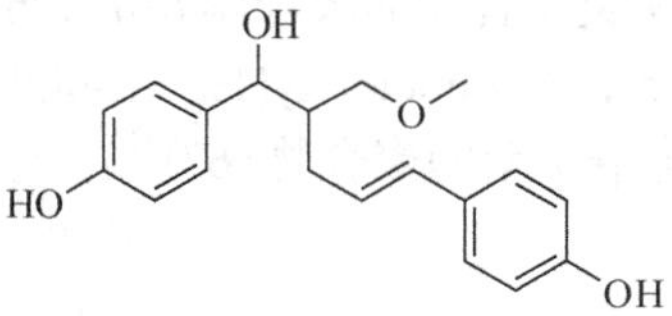

73

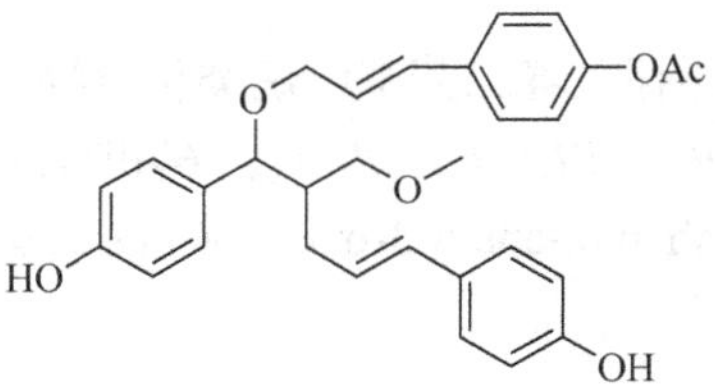

74

图 4-10 从高良姜中分离得到的苯丙素类化合物

四、糖苷类成分

11 个糖苷类化合物：(1*R*，3*S*，4*S*)-反式-3-羟基-1.8-桉叶素-β-*D*-吡喃葡萄糖苷[(1*R*，3*S*，4*S*)-*trans*-3-hydroxy-1，8-cineole-β-*D*-glucopyranoside](75)、苄基-β-吡喃葡萄糖苷(benzyl-β-glucopyranoside)(76)、1-*O*-β-*D*-吡喃葡萄糖基-4-烯丙苯基(1-*O*-β-*D*-glucopyranosyl-4-allylbenzene)(77)、3-甲基-丁-2-烯-1-基-β-*D*-吡喃葡萄糖苷(3-methyl-but-2-en-1-yl-β-*D*-glucopyranoside)(78)、1-羟基-2-*O*-β-*D*-吡喃葡萄糖苷-4-烯丙基苯(1-hydroxy-2-*O*-β-*D*-glucopyranosyl-4-allylbenzene)(79)、1-*O*-β-*D*-吡喃葡萄糖基-2-羟基-烯丙苯基(1-*O*-β-*D*-glucopyranosyl-2-hydroxy-4- allylbenzene)(80)、1-*O*-(6-*O*-α-*L*-吡喃鼠李糖基-β-*D*-吡喃葡萄糖基)-4-烯丙基苯[1-*O*-(6-*O*-α-*L*-rhamnopyranosyl-β-*D*-glucopyranosyl-4- allylbenzene)](81)、1-*O*-(6-*O*-α-*L*-吡喃鼠李糖基-β-D 吡喃葡萄糖基)-2-羟基-4-烯丙基苯[1-*O*-(6-*O*-α-*L*-rhamnopyranosyl-β-*D*-glucopyranosyl-2-hydroxy-4- allylbenzene)](82)、1，2-双-*O*-β-*D*-吡喃葡萄糖基-4-烯丙基苯(1，2-di-*O*-β-*D*-glucopyranosyl-4- allylbenzene)(83)、正丁基-β-D-吡喃果糖苷(84)、4'-羟基-2'-甲氧基苯酚-β-D-{6-*O*-[(4"-羟基-3"，5"-二甲氧基)苯甲酸]}吡喃葡萄糖苷(85)[22, 23]。具体结构见图 4-11。

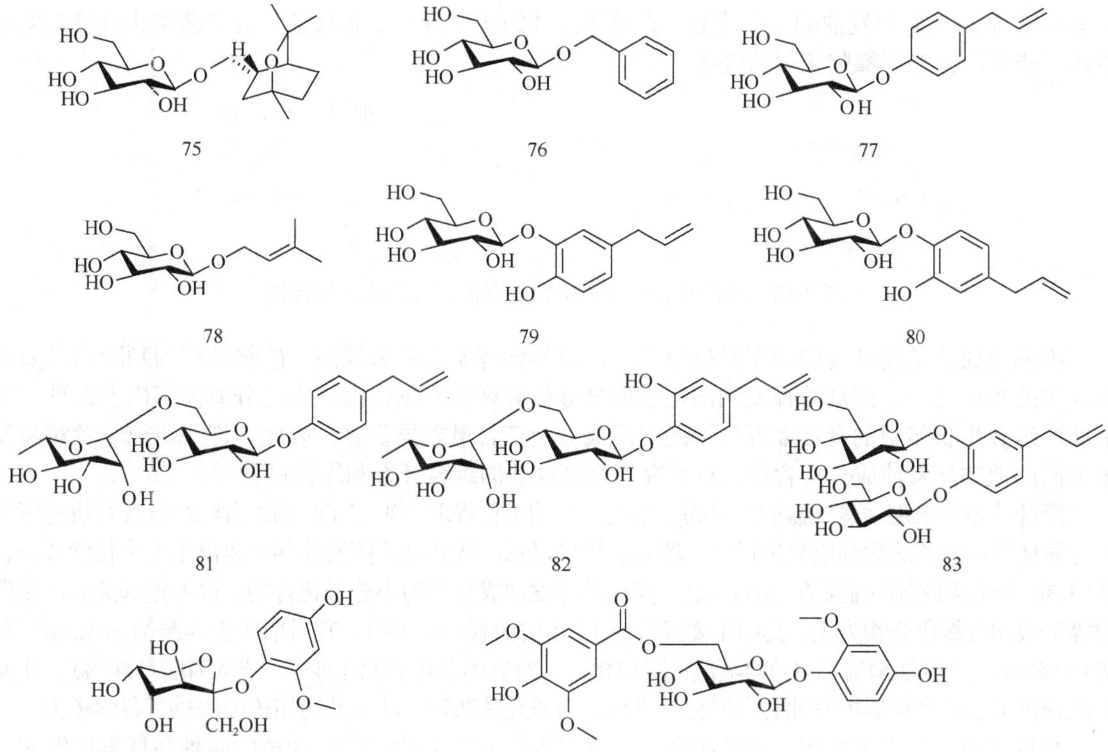

75　76　77　78　79　80　81　82　83　84　85

图 4-11　从高良姜中分离得到的糖苷类化合物

五、萜类成分

安宁等在研究高良姜化学成分时，从中分离得到了 1 种单帖类化合物：α-松油醇(86)和 3 种倍半萜类化合物：松樟脑(87)、反式-β-檀香萜醇(88)、反式-β-檀香萜醇醋酸酯(89)，赵炯等研究高良姜中抗白念珠菌的化学成分时，从中分离得到一个半日花烷型二萜类化合物：16-醛-8(17)，12-半日花二烯-15-酸(90)，具体结构见图 4-12[24]。

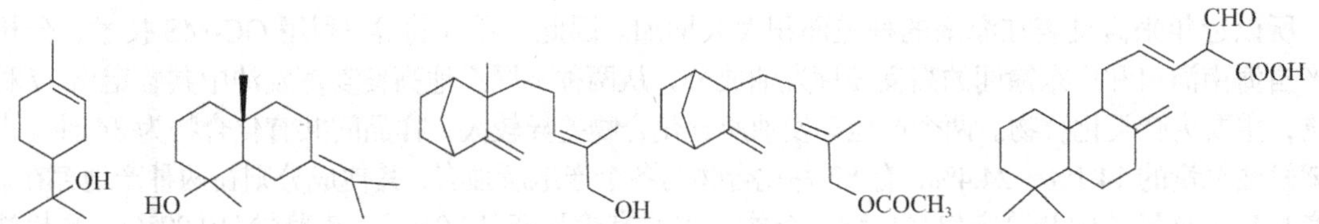

86　87　88　89　90

图 4-12　从高良姜中分离得到的萜类化合物

六、有机酸及内酯类成分

安宁等在研究高良姜化学成分时，还从中分离得到一些有机酸类和内酯类化合物：对羟基苯甲酸(91)、对甲氧基苯甲酸(92)、原儿茶酸(93)、8-羟基-3-甲氧基异色满-1-酮(94)，具体结构见图 4-13[25]。

七、挥发油类成分

高良姜的辛味主要来源于其所富含的挥发油类成分。大量 GC-MS 研究表明，1，8-桉油精(1，

8-cineole)是高良姜挥发油的主要成分，占总挥发油的 47.3%。1，8-桉油精为单萜类化合物，无色液体，味辛冷，有与樟脑相似的气味。

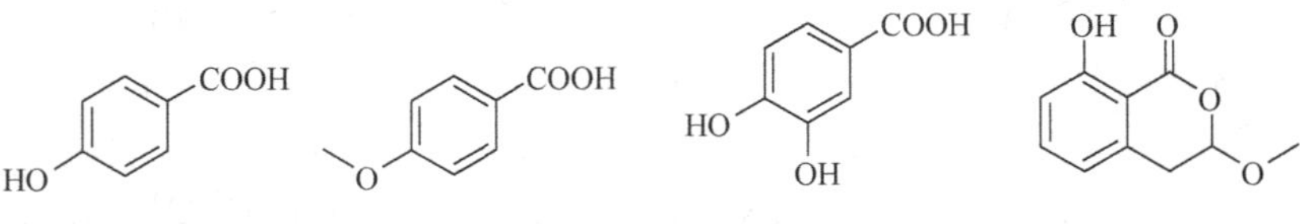

91　　92　　93　　94

图 4-13　从高良姜中分离得到的有机酸及内酯类化合物

挥发油成分是高良姜中的主要成分之一，因其含挥发油的量较高，故将其作为判断高良姜质量优劣的指标之一。高良姜挥发油的化学成分分析有许多文献报道，现已分离鉴定出上百种。而不同产地和生长年限的高良姜挥发油的组成成分及其含量差异显著，因此，许多研究学者对高良姜不同产地的挥发油成分及含量进行研究，为高良姜的综合开发利用提供参考。

董丹丹等[31]采用水蒸气蒸馏法对高良姜的挥发油进行提取，采用 GC-MS 方法结合计算机检索技术对高良姜挥发油的化学成分进行定性鉴别。结果显示，从高良姜挥发油共分离出 115 个化学成分，其中 36 个化学成分匹配度在 90%以上。高良姜挥发油成分多为小分子化合物，以不饱和烯烃以及醛类等不饱和含氧化合物为主，其中主要成分为 1，8-桉油素(45.71%)，其后依次为 β-蒎烯(4.42%)、莰烯(3.54%)、樟脑(3.51%)、(–)-4-萜品醇(3.10%)、对异丙基甲苯(1.13%)、苄基丙酮(1.07%)。实验定性分析了中药高良姜挥发油的主要化学成分，为研究其药理、药效及药用价值提供了科学依据。

高良姜主产于广东徐闻、湛江等县市，袁源等[32]对广东徐闻广泛种植的两种高良姜挥发油成分进行分析和比较。国内关于高良姜挥发油的成分分析多采用 MS 直接定性，较少利用 RI 进行验证。为更深入研究徐闻道地药材高良姜，通过 GC-MS 对高良姜挥发油成分进行分离鉴定，采用峰面积归一化法确定各组分的相对含量，及进行保留指数法(RI)验证辅助定性。用 RI 与 MS 共同对徐闻主要的两个栽培品种蜂窝姜和牛姜的挥发油成分进行定性，可使准确度大大提高。结果表明，两种高良姜挥发油成分组成相似，均含有 α-蒎烯、莰烯、β-蒎烯、柠檬烯、1，8-桉油素、樟脑、α-松油醇、β-石竹烯、α-石竹烯、α-法尼烯、γ-杜松烯等主要成分，但组分比例差异显著。指标性成分 1，8-桉油素在蜂窝姜中的含量高于牛姜，与种植地传统认为蜂窝姜质优于牛姜观点吻合。因此，两种高良姜挥发油成分比例存在较大差异，可根据产品的功效需求选择不同品种开发利用。

近年来徐闻地区大面积爆发姜瘟，大大影响高良姜的种植。海南省气候和徐闻相近，病虫害少，所以近年来高良姜在海南的种植面积大大增加。因此，翟红莉等[8]利用 GC-MS 技术，分析比较产自海南海口和广东徐闻的高良姜挥发油成分，从两种不同产地高良姜挥发油中共鉴定出 77 种化合物，主要为萜类化合物。两个产地挥发油所含化合物差异较大，样品间共有化合物为 34 种，占各自挥发油总量的 14.1%～24.4%，有 52 种化合物为各个产地所独有，其他成分则在两种产地存在。海口产高良姜挥发油中共鉴定出 51 种化合物，主要有樟脑萜(12.93%)、β-蒎烯(10.09%)、α-松油醇(8.23%)和吉玛烯 D(3.31%)等。该组分中有 27 种化合物是徐闻产高良姜挥发油中所不含有的化合物，是特有成分，占其挥发油总量的 13.06%。徐闻产高良姜挥发油中共鉴定出 50 种化合物，主要有氧化石竹烯(11.39%)、τ-Muurolol(8.75%、τ-杜松醇(6.83%)、veridiflorol(4.35%)、γ-杜松烯(4.23%)和榧叶醇(3.33%)等。该组分中有 16 种化合物是海口产高良姜挥发油中所不含有的化合物，是特有成分，占其挥发油总量的 18.82%。研究结果表明海南产高良姜挥发油的主要成分和徐闻产高良姜差异很大。实验过程中，由于方法条件的限制，许多成分未能鉴定，造成主要成分含量的误差，同时不同文献报道的高良姜挥发油成分由于其产地和采收季节的差异而大不相同，从而未能体现其特征性成分，使得高良姜挥发油的品质评价缺乏科学依据。进而该课题组王辉等[33]在前期研究的基础上，优化海南高良姜挥发油的 GC-MS 分析条件，建立其指纹图谱，对其中 20 个特征化合物进行精密度、稳定性和重复性分析。结果表明，海南高良姜挥发油中检测到 110 个成分，由图 4-14 可知，高良姜挥发油中 1，

8-桉油素的含量最高，达42.65%，其次为δ-荜澄茄烯，α-松油醇，β-蒎烯（见图4-14）。其中20个成分的精密度、稳定性和重复性良好。该方法简单可靠，可应用于高良姜的品质评价。

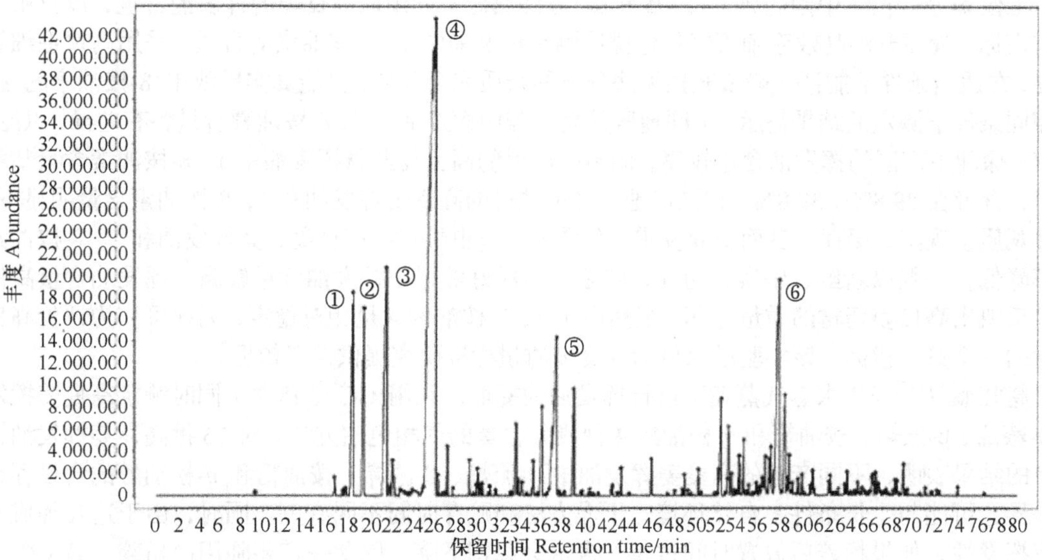

图4-14 海南产高良姜挥发油总离子流图

1. α-蒎烯；2. 莰烯；3. β-蒎烯；4. 1，8-桉油素；5. α-松油醇；6. δ-荜澄茄烯

1，8-桉油素为挥发油的主要成分，但单一成分难以全面反映药材的内在质量，目前使用指纹图谱进行质量控制、判别真伪是一种很有前途的方法。高良姜药材挥发油指纹图研究已有报道，但其仅从直观上进行判别，很难描述。冯毅凡等[34]收集15个省的高良姜样品，提取挥发油并用气相色谱法进行分离分析，建立GC指纹图谱。同时，利用向量夹角法对不同地区收集的高良姜药材中挥发油成分进行再研究，量化各样品指纹图谱之间的差异，建立由11个特征峰组成的高良姜挥发油GC指纹图谱，对之进行相似度的计算，用数字准确地描述样品之间的差异，能够从产地上对药材进行分类。向量夹角是将色谱指纹图看作是多维空间内的向量，利用向量夹角余弦的基本公式计算两个指纹图谱间的相适度，目前经常采用，也是药典会推荐的计算相似度的方法。这个方法采用峰重叠率来表征图谱的相适度，在计算时仅考虑出峰的数目而不考虑出峰的强度，因而能够全面反映出峰数目与峰强对指纹谱间相似度的影响，可有效鉴别高良姜，并评价质量，是中药指纹图谱质量评价的一个新方法。实验结果显示不同产地的高良姜虽然都共同具有11个特征峰，但仍有差别。对其积分报告进行峰匹配并按向量夹角法进行相似度的计算，能够有效地将其差别量化，从而推测高良姜样品的产地。

干姜与高良姜同为姜科多年生草本植物，属辛温类药材，主要功效成分均为挥发油和辛辣成分。因此，熊运海等[35]将干姜与高良姜的挥发性成分差异进行分析比较，考察两者在成分上的异同。采用GC-MS与化学计量学解析法-直观推导式演进特征投影法（heuristic evolving latent projections，HELP）联合使用分离测定干姜与高良姜挥发油成分。GC-MS对挥发性成分进行分析，测得的是一个色谱峰重叠严重、非常复杂的谱图，若按常规GC-MS定性分析方法无法得到准确的解析结果。因此他们采用HELP对二维GC-MS数据进行处理，得到各纯组分的色谱曲线和质谱图，并凭质谱库对分辨的纯组分进行定性，再采用峰面积归一化积分法对各组分定量，可分析比较干姜与高良姜的挥发性成分差异。结果显示，干姜与高良姜挥发油分别鉴定得到71和81个组分，定性组分相对含量分别占挥发油总量的89.91%、90.88%。其中，干姜挥发油的主要组分是姜烯、*D*-柠檬烯、β-倍半水芹烯、α-金合欢烯、姜黄烯，相对含量最高的成分是姜烯，含量为30.72%；而高良姜挥发油的主要组分是桉叶油素、萜烯醇、α-金合欢烯、α-柏木烯、β-石竹烯、*D*-柠檬烯，相对含量最高的成分是桉叶油素，含量为20.03%。干姜与高良姜主要共有组分30个，包括α-金合欢烯、*D*-柠檬烯、莰烯、十三酸等，分别占鉴定组分数的42.25%、37.04%，相对含量分别占总含量的 33.27%、36.44%。实验结果提示，GC-MS 与化学计量学解析法结合可提高分析的可靠性与准确性，为干姜与高良姜的合理开发利用、促进药食两用植物产业化发展提供科学依据。

王俊华等[36]按《中国药典》(1995 年版)方法测定不同地区高良姜的挥发油含量，以及用环己酮作内标、程序升温高效毛细管气相色谱法测定挥发油中 1，8-桉油素的含量。采用高效毛细管色谱柱，在适当条件下能把一般填充柱无法分离的杂质完全分离，更能真实反映 1，8-桉油素的含量。在相同条件下测定的结果显示：不同地区的高良姜中挥发油和 1，8-桉油素含量各有差异，以昆明、柳州、徐闻主产区的挥发油含量较高；而不同产地的高良姜药材挥发油中 1，8-桉油素含量却相对稳定，含量在 29.8%～39.8%。相同产地，被虫蛀过的高良姜挥发油和 1，8-桉油素含量明显下降；凭外观质量观察，保存不良而引起发霉、色泽差、被虫蛀过的高良姜，其挥发油和 1，8-桉油素含量都降低，一般以新鲜、坚实、粗壮、味浓、色泽好的根中挥发油含量较高。挥发油含量高低可直接反映出高良姜药材的质量好坏，显然由于 1，8-桉油素含量相对稳定，因而可作为评价高良姜质量的一个参考指标。该实验结果可为高良姜质量标准研究提供参考依据。

赵晓頔等[37]采用水蒸气蒸馏法进行挥发油的提取，利用 GC 法建立了同时测定高良姜挥发油中 α-蒎烯、β-蒎烯、桉油精和 α-松油醇 4 种成分含量的气相色谱方法。对 16 批高良姜挥发油样品测定的结果表明，不同产地的高良姜挥发油中 α-蒎烯、β-蒎烯、桉油精和 α-松油醇的含量存在一定差异，可能与生长条件，自然环境，干燥方法和贮存时间不同有关。同时，由于这几种成分都具有挥发性，如果粉碎后放置时间过长，含量会急剧下降，因此一定要临用前粉碎。高良姜挥发油中桉油素的含量最高，是高良姜挥发油中最主要的药效成分。这种方法简便，快速，准确，可为高良姜挥发油成分质量控制提供理论依据和方法基础。

八、高良姜多糖

多糖(polysaccharide)是存在于自然界的醛糖和(或)酮糖通过糖苷键连接而成的高分子聚合物，它是生物体内除蛋白质和核酸以外的又一类重要的信息分子。目前多糖的提取方法主要有溶剂提取法、酸提法、碱提法、酶解法、超滤法、超声法、微波法、超临界流体萃取法等。首先要根据多糖的存在形式及部位不同，决定在提取之前是否做预处理，如对一些含脂溶性成分较多的根、茎、叶、花、果及种子类，在用水提取前，应先加入高浓度的乙醇或石油醚进行脱脂，而对含色素较高的根、茎、叶、果实类，需进行脱色处理。

高良姜属于根茎类药材，质地坚硬，含有大量的挥发油和黄酮类等小分子化合物，直接水提不易充分浸出。在水提取之前，先采用 95%的乙醇进行回流提取，除去高良姜药材中的挥发油及小分子物质，减少了这些成分对多糖的提取以及进一步分离纯化的影响。脱脂后的高良姜药材晾干后依次用冷水、热水、1 mol/L NaOH 溶液进行分级提取，有效地提高了多糖的提取效率，减少了成本，同时也使多糖成分得到初步的分离，为多糖的进一步分离纯化提供便利。

(一)高良姜多糖的分离纯化

高良姜药材 0.8 kg，粗粉碎后加 95%乙醇浸泡过夜，加热回流提取 3 次，每次 3 h，除去高良姜中的挥发油类、黄酮类、二芳基庚烷类、色素和低聚糖，提取后的药渣晾干再进行高良姜多糖的分级提取。不同溶剂分级提取高良姜多糖的流程见图 4-15。

(1)95%乙醇脱脂后的药渣室温蒸馏水浸泡 3 次，每次 12 h，滤过后合并滤液。滤液减压浓缩，经醇沉、透析、冷冻干燥得高良姜冷浸多糖(A)。

(2)冷水浸提后的药渣热水煎煮 3 次，每次 3 h，冷却后滤过、合并滤液。滤液减压浓缩，经醇沉、透析、冷冻干燥得高良姜热提多糖(B)。

(3)热提后的药渣再加入 1 mol/L NaOH 溶液，室温浸提 3 次，每次 8 h，滤过，合并滤液。滤液用 0.5 mol/L HCl 调 pH 至中性，上清液减压浓缩，经醇沉、透析、冷冻干燥得高良姜碱提多糖(C)。

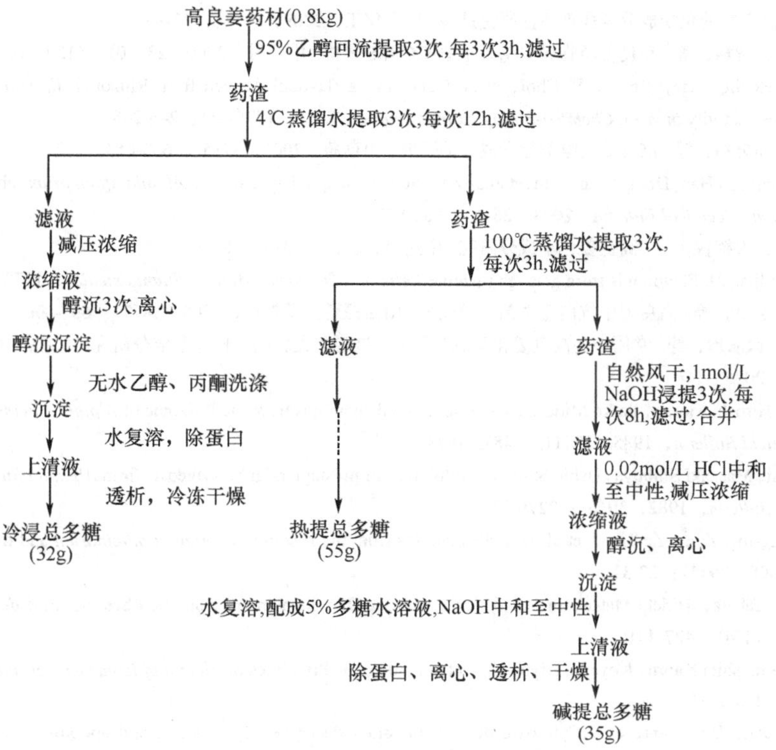

图 4-15 不同溶剂分级提取高良姜多糖的流程图

以上得到的高良姜多糖分级提取液在 45℃减压浓缩，加入 95%乙醇使乙醇终浓度为 80 %，抽滤，得沉淀，将沉淀用无水乙醇和丙酮交替洗涤 2 次，再用去离子水复溶，透析，冷冻干燥。

采用冷水浸提、热水回流和 1 mol/L NaOH 浸提的方法对高良姜进行分级提取，醇沉所得沉淀减压干燥后分别得冷浸总多糖 55 g、热提总多糖 221 g 和碱提总多糖 35 g；将 3 种总多糖透析后得到冷浸多糖 32 g、热提多糖 177 g 和碱提多糖 30 g；多糖得率依次为：4.0%、22.13%、3.75%。

（二）高良姜多糖总糖含量测定

采用苯酚-硫酸法，对高良姜总多糖总糖含量进行测定。以葡萄糖溶液浓度(mg/ml)为横坐标，吸光度值(A)为纵坐标，绘制标准曲线，计算线性回归方程：y=16.282x+0.0346(相关系数 R^2=0.9998)。通过公式计算得出换算因子 f=1.247。

根据标准曲线测得高良姜多糖 A、B 和 C 的总糖含量分别为：75.82%、80.12%、74.56%。

（三）高良姜多糖中糖醛酸含量测定

采用硫酸-咔唑法对高良姜多糖中糖醛酸含量进行测定。以半乳糖醛酸溶液浓度(mg/ml)为横坐标，以吸光度值(A)为纵坐标，绘制标准曲线，计算线性回归方程：y=36.450x+0.0325(相关系数 R^2=0.9988)。根据标准曲线测得高良姜多糖 A、B 和 C 的糖醛酸含量分别为：53.45%、56.86%、61.54%。

（四）高良姜多糖蛋白含量测定

采用考马斯亮蓝法对高良姜多糖中蛋白含量进行测定。以牛血清蛋白含量(μg)为横坐标，吸光度值(A)为纵坐标，绘制标准曲线，计算线性回归方程：y=0.5864x+0.0036(相关系数 R^2=0.9995)。根据标准曲线测得高良姜多糖 A、B 和 C 的蛋白含量分别为：5.41%、6.01%、3.64%。

参考文献

[1] 国家药典委员会. 中华人民共和国药典 2010 版一部.北京：人民卫生出版社，236

[2] 黄慧珍，杨丹. 高良姜的化学成分及药理活性研究进展. 广东化工，2009，36(1)：77-80

[3] 林敬明，刘双秀，贺巍，等. 高良姜超临界 CO_2 萃取物 GC-MS 分析. 中药材，2000，23(10)：613-616

[4] Ava J. Y. Guo，HeidiQ. Xie，Roy C. Y. Choi，et al. Galangin，a flavonol derived from Rhizoma *Alpiniae officinarum*，inhibits acetylcholinesterase activity *in vitro*. *Chemico-BiologicalInteractions*，2010，187(1-3)：246-248

[5] 安宁，杨世林，邹忠梅，等. 高良姜黄酮类化学成分的研究. 中草药，2006，37(5)：663-664

[6] Ji-Eun Shin，Myung Joo Han，Dong-Hyun Kim，et al.3-Methylethergalangin isolated from *Alpinia officinarum* inhibits pancreatic lipase. *Biological and Pharmaceutical Bulletin*，2003，26(6)：854-857

[7] 卜宪章，肖桂武，古练权，等. 高良姜化学成分研究. 中药材，2000，23(2)：84-87

[8] Bleier W，Chirikdjian JJ. Flavonoids from galanga rhizome (*Alpinia officinarum* Hance). *Planta medica*，1972，22(2)：145-151

[9] 赵炯，吕珠，段宏泉，等. 高良姜中抗白念珠菌化学成分. 山西医科大学学报，2000，38(7)：604-606

[10] 安宁，杨世林，徐丽珍，等. 常用中药高良姜化学成分研究，准噶尔大戟脂溶性化学成分研究. 北京：中国协和医科大学，中国医学科学院，2006

[11] Hideji Itokawa，Hiroshi Morita，Ikuko Midorikawa，et al. Diarylheptanoids from the Rhizome of *Alpinia officinarum* Hance. *Chemical and Pharmaceutical Bulletin*，1985，33(11)：4889-4893

[12] Fumiyuki Kiuchi，Masaaki Shibuya，Ushio Sankawa. Inhibitory of prostaglandin biosythensis from *Alpinia officinarum*. *Chemical and Pharmaceutical Bulletin*，1982，30(6)：2279-2282

[13] Ning An，Zhong-mei Zou，Ze Tian，et al. Diarylheptanoids from the rhizomes of *Alpinia officinarum* and their anticancer activity. *Fitoperapia*，2008，79(1)：27-31

[14] Yi Sun，Keiichi Tabata，Hideki Matsubara，et al.New Cytotoxic Diarylheptanoids from the Rhizomes of *Alpinia officinarum*. *Planta Medica*，2008，74(4)：427-431

[15] Shin Daitetsu，Kinoshita Kaoru，Koyama Kiyotaka1，et al.Antiemetic Principles of *Alpinia officinarum*. *Journal of Natural Products*，2002，65(9)：1315-1318

[16] Ze Tian，Ning An，Bin Zhou，et al.Cytotoxic diarylheptanoid induces cell cycle arrest and apoptosis via increasing ATF3 and stabilizing p53 in SH-SY5Y cells. *Cancer Chemotherapy and Pharmacology*，2009，6396)：1131-1139

[17] Zhao Ling，Qu Wei，Fu Ju-Qin，et al.A new diarylheptanoid from the Rhizomes of *Alpinia officinarum*.*Chinese Journal of Natural Medicines*，2010，8(4)：241-243

[18] Shinichi Uehara，Ichiro Yasuda，Kazuyuki Akiyama，et al. Diarylheptanoids from the Rhizome of *Curcuma xanthorrhiza* and *Alpinia officinarum*. *Chemical and Pharmaceutical Bulletin*，1987，35(8)：3298-3304

[19] Zhang BB，Dai Y，Liao ZX，et al. Three new antibacterial active diarylheptanoids from *Alpinia officinarum*.*Fitoterapia*，2010，81(7)：948-952

[20] N. An，L.Z.Xu，Z.M.Zou，et al. Diarylheptanoids from *Alpinia officinarum*. *Journal of Asian Natural Products Research*，2006，8(7)：637–641

[21] Ling Zhao，Jing Yu Liang，Jing Yu Zhang，et al.A novel diarylheptanoid bearing flavonol moiety from the rhizomes of *Alpinia officinarum* Hanc. *Chinese Chemical Letters*，2010，21(2)：194-196

[22] Tram Ngocly，Makoto Shimoyamada，Koji Kato，et al. Isolation and characterization of some antioxidative compounds from the rhizomes of smaller galanga (*Alpinia officinarum* Hance). *Journal of Agricultural and Food Chemistry*，2003，51(17)：4924-4929

[23] Tram Ngocly，Ryo Yamauchi，Makoto Shimoyamada，et al.Isolation and structural elucidation of some glycosides from the rhizomes of smaller galanga (*Alpinia officinarum* Hance). *Journal of Agricultural and Food Chemistry*，2002，50(17)：4919-4924

[24] AN Ning，LIN Jia，YANG Shi-lin，et al. A new glycoside from *Alpinia officinarum*. *Acta Pharmaceutica Sinica*，2006，41(3)：233-235

[25] 中国人民共和国药典委员会. 中华人民共和国药典(2010 年版)，一部.北京：化学工业出版社.2010：202

[26] 庞启华，何建华，曾润娟，等. 不同方法提取高良姜挥发油的比较研究. 药物生物技术，2008，15(1)：54-58

[27] 杨晓红，龙承友.高良姜挥发油的提取工艺研究. 湖南农业科学，2008，(6)：90-93

[28] 莫峥嵘，钟哲君，黄宇志，等. 海南高良姜挥发油的超临界 CO_2 萃取工艺研究[J]. 食品工业，2013，34(6)：103-104

[29] 仝其根，郭爱贤. 高良姜油树脂的提取与稳定性研究. 中国食品添加剂，2008，3：73-76

[30] 董丹丹，蔡宝昌. 高良姜中挥发油成分的 GC-MS 研究. 中国当代医药，2015，22(34)：9-11

[31] 袁源，林丽静，李积华，等. 两种徐闻高良姜挥发油成分对比分析.中药材，2014，37(9)：1613-1615

[32] 翟红莉，王辉，，曾艳波，等. 两种不同产地高良姜挥发油成分的 GC-MS 分析. 2013，34(12)：2475-2478

[33] 王辉，翟红莉，梅文莉，等. 海南高良姜挥发油 GC 指纹图谱分析，2014，5(1)：84-91

[34] 冯毅凡，周漩，郭晓玲. 向量夹角法评价不同产地与商品来源的高良姜挥发油指纹图谱相似度. 中药材，2006，29(1)：10-13

[35] 熊运海，彭小平，刘奕清. GC-MS 与化学计量学法结合对干姜与高良姜挥发油成分的比较分析. 江苏农业科学，2015，43(5)：298-302

[36] 王俊华，林辉，陈佃. 不同地区高良姜挥发油和 1，8-桉油素含量测定比较. 时珍国医国药，1999，10(7)：481-482

[37] 赵晓頔，陈晓辉，谭晓婧，等. GC 同时测定高良姜挥发油中 α-蒎烯、β-蒎烯、桉油精和 α-松油醇的含量. 中国中药杂志，2009，34(21)：2751-2753

第五章 药理学研究概况

高良姜味辛性热，归脾、胃经，传统功效为温中止呕、散寒止痛，常用于脘腹冷痛、胃寒呕吐、嗳气吞酸等证。近年来国内外学者关于高良姜药理作用的研究报道逐渐增多，发现无论是高良姜提取部位还是从其中分离得到的化学成分都表现出很好的药理活性。高良姜素是目前高良姜化学成分中药理作用研究最多的化合物，下一章节将专门进行论述。现代药理学研究表明，高良姜具有抗胃溃疡及保护胃黏膜作用，同时具有抗胃肠道出血作用，验证了高良姜治疗胃寒呕吐、脘腹冷痛的传统功效。除此以外，高良姜还具有抗菌、抗病毒、抗肿瘤、抗氧化等作用。高良姜挥发油还具有保鲜、防霉、驱蚊虫、促进渗透性的作用。

一、抗胃溃疡和胃黏膜保护作用

对高良姜中总黄酮类成分抗胃溃疡和增强胃黏膜保护作用进行研究，并对其作用机理进行初步阐释[1-2]。研究结果表明，高良姜总黄酮高、中、低剂量组对水浸拘束应激、幽门结扎型、口服乙醇胃黏膜损伤三种急性胃溃疡模型以及乙酸烧灼法慢性胃溃疡模型均有较好的保护作用，可使大鼠的溃疡指数明显降低，能降低大鼠胃液量和总酸排出量，降低胃蛋白酶活性。同时对口服无水乙醇诱导的胃黏膜损伤胃溃疡模型，高良姜总黄酮可剂量依赖性地降低无水乙醇致大鼠胃黏膜损伤指数，显著升高血清 NO 和胃壁结合黏液量，明显抑制胃黏膜丙二醛（MDA）水平升高和超氧化物歧化酶（SOD）活性降低。高良姜中总黄酮成分抗胃溃疡和增强胃黏膜保护作用一方面是由于降低了胃黏膜损伤因子的作用，降低了胃液和总酸排出量，降低了胃蛋白酶活性，另一方面是由于增强了胃黏膜保护因子的活性，提高无水乙醇致胃黏膜损伤大鼠胃壁结合黏液量，提高胃黏膜超氧化物歧化酶（SOD）活性，提高血清中一氧化氮（NO）量，其作用机制可能与高良姜中总黄酮成分的多酚羟基结构具有的抗氧化和清除氧自由基活性有关。

王海燕等对高良姜油的抗胃溃疡作用及其机制进行了一系列研究[3-5]。测试了高良姜油对利血平诱导的胃溃疡小鼠模型胃组织及血清中的相关指标。将 ICR 小鼠随机分成 7 组［正常对照组，模型组，奥美拉唑组（0.014 g/kg），良附丸组（2 g/kg），高良姜油高、中、低剂量（8、4、2 ml/kg）组］，预防给药 6 d 后，采用利血平致胃溃疡小鼠模型，收集小鼠胃液，测定胃液量、总酸度、胃蛋白酶活性及血清一氧化氮（NO）、超氧化物歧化酶（SOD）及丙二醛（MDA）水平。结果发现与模型组相比，高良姜油高、中剂量组，良附丸组，奥美拉唑组均能抑制利血平致胃溃疡小鼠模型胃液量、总酸度及胃蛋白酶活性，且能增加血清 NO 水平和 SOD 活性，降低 MDA 水平；但高良姜油中剂量组胃蛋白酶活性变化无统计学意义。研究表明高良姜油抗胃溃疡作用机制可能与其抑酸、抗氧化、增强保护因子有关；高良姜油高剂量抗氧化与增加血清 NO 水平的作用与良附丸相当。

测试了高良姜油对利血平诱导的胃溃疡小鼠模型血清胃肠激素的影响。ICR 小鼠随机分成 7 组［正常对照组、模型组、良附丸组（2 g/kg）、消旋山莨菪碱片组（0.005 g/kg）、高良姜油低、中、高剂量组（2，4，8 ml/kg）］。预防给药 6d 后，采用利血平致胃溃疡小鼠模型，ELISA 酶联免疫法测定小鼠血清胃动素（MOT）、生长抑素（SS）、P 物质（SP）、血管活性肠肽（VIP）的含量。结果与模型组相比：①各治疗组均能降低利血平致胃溃疡小鼠模型溃疡指数及提高溃疡抑制率（$P<0.01$）；②高良姜油高、中剂量组，良附丸组、消旋山莨菪碱片组均能降低胃溃疡小鼠模型血清 MOT，SP 含量（$P<0.01$，$P<0.05$），升高血清 SS 含量（$P<0.01$，$P<0.05$）；高良姜油高剂量组能升高血清 VIP 含量（$P<0.01$），但中剂量组血清 VIP 含量变化无统计学意义。研究结果表明高良姜油抗溃疡作用可能与其降低血清 MOT，SP 的含量，升高血清 SS，VIP 的含量有关。

测试了高良姜油对利血平诱导的胃溃疡小鼠模型血清一氧化氮（NO）、超氧化物歧化酶（SOD）

及丙二醛（MDA）的影响。ICR 小鼠随机分成 8 组[正常组、模型组、山莨菪碱片组（0.005g/kg）、奥美拉唑组（0.014g/kg）、良附丸组（2g/kg），高良姜油高、中、低剂量组（8、4、2 ml/kg）]，预防给药 6 d 后，采用利血平致胃溃疡小鼠模型，测定小鼠血清 NO 含量、SOD 活性及 MDA 含量。结果与模型组相比，高良姜油的高、中剂量组、良附丸组、奥美拉唑组、山莨菪碱组均能增加利血平致胃溃疡小鼠模型血清 NO 含量和 SOD 活性，降低 MDA 含量（$P<0.05$，$P<0.01$）。研究结果表明高良姜油抗胃溃疡作用机制可能与其抗氧化、舒张血管作用有关。

海南医学院张俊清课题组通过优选制备工艺，获得了高良姜标准提取物，确定了提取物中高良姜素、山柰素、3 种二苯基庚烷类成分（DPHA、DPHB、DPHC）的含量标准。以高良姜标准提取物为受试样品，进行了系统的抗胃溃疡药效学实验研究。

1. 高良姜提取物对大鼠乙酸烧灼型胃溃疡的治疗作用　清洁级 SD 大鼠 60 只，雌雄各半，随机分为伪手术组（10 只）和手术组（50 只）。手术组大鼠禁食 24 h 后，用水合氯醛麻醉，将其仰卧位固定，常规消毒，剖开腹腔，在胃的腹侧面，胃体部与幽门窦交界处，将 20%乙酸按 0.05ml/只注射于浆膜下，逐层缝合腹壁肌层及皮肤，术后即建立乙酸烧灼型胃溃疡模型。伪手术组大鼠同法操作，以无菌生理盐水代替乙酸同法注射。手术后正常饮食，第二天随机分组。将手术组大鼠随机分为模型对照组、阳性药盐酸雷尼替丁胶囊组、高良姜提取物高、中、低剂量组，每组 10 只，雌雄各半。另有伪手术组大鼠 10 只。各组大鼠即日开始灌胃给药，每天灌胃给药 1 次。伪手术组和模型对照组灌胃等容积的蒸馏水，阳性药组灌胃盐酸雷尼替丁 50 mg/kg，高良姜提取物高、中、低剂量组分别灌胃给予高良姜提取物 63.4、31.7、15.8 mg/kg，连续给药治疗 14 天。末次给药 1 h 处死动物，取胃，将胃外翻，倒掉内容物，用 1%甲醛溶液固定，测算溃疡指数，并进行病理组织学检查。

（1）一般状况：见表 5-1。

表 5-1　高良姜提取物对乙酸烧灼型胃溃疡模型大鼠体重的影响（$\bar{x}\pm s$）

组别	剂量/（mg/kg）	动物数（始/末）	给药前体重/g	给药后体重/g
伪手术组	/	10/10	199.0±9.5	283.3±9.5
模型对照组	/	10/10	198.7±6.3	281.2±16.6
盐酸雷尼替丁胶囊	50	10/10	195.0±8.8	286.6±10.4
给药高剂量组	63.4	10/10	194.1±10.5	284.4±14.3
给药中剂量组	31.7	10/10	193.7±10.2	284.6±21.3
给药低剂量组	15.8	10/10	199.3±10.1	273.6±14.7

伪手术组大鼠生长状态良好，体重自然增长，行走正常，活动敏捷，食欲正常，皮毛光滑，二便正常。大鼠造模后，活动未见明显异常，体重正常增加，皮毛光滑，二便正常。从一般状况看，造模对大鼠饮食及体重无明显影响。由表 1 可见，给药前及给药后，各给药组大鼠体重与伪手术组及模型组相比，均无统计学差异（$P>0.05$）。

（2）胃黏膜大体外观及胃溃疡指数：各组大鼠解剖取胃，胃黏膜大体外观可见：伪手术组大鼠胃黏膜皱襞明显，黏膜呈淡红色，表面无溃疡、糜烂、充血及出血点。模型对照组有 9 只大鼠腺胃小弯侧黏膜均可见一溃疡，溃疡直径约 4～5 mm，其上被覆白苔，周围黏膜环堤样水肿隆起，有 1 只未见溃疡斑点。雷尼替丁组大鼠有 5 只腺胃小弯侧黏膜处可见一溃疡，溃疡直径约 2～3 mm，溃疡基底略有白苔，局部颜色鲜红，周围黏膜略水肿隆起，其余 5 只未见明显溃疡斑点。高良姜低剂量组有 8 只大鼠腺胃小弯侧黏膜均可见一溃疡，溃疡直径约 3～4 mm，其上被覆白苔，周围黏膜环堤样水肿隆起，其余 2 只未见明显溃疡斑点。高良姜中剂量组有 6 只大鼠腺胃小弯侧黏膜均可见一溃疡，溃疡直径约 2～3 mm，溃疡底面清晰，无苔，可见网络状的血管丛，其余 4 只未见明显溃疡斑点。高良姜高剂量组有 5 只大鼠腺胃小弯侧黏膜均可见一溃疡，溃疡直径约 2～3 mm，基底普遍红色，无苔，周围黏膜无明显水肿，可见新生皱襞，其余5只未见明显溃疡斑点。

通过对各组大鼠溃疡指数进行测算，结果表明，高良姜提取物高、中剂量均可明显降低乙酸所致胃溃疡模型大鼠的胃溃疡指数($P<0.05$)，低剂量组也有一定的降低作用趋势，但与模型对照组比较无显著性差异(表5-2)。

表5-2　高良姜提取物对乙酸烧灼型胃溃疡大鼠溃疡指数的影响($\bar{x}\pm s$)

组别	剂量/(mg/kg)	动物数(始/末)	溃疡指数
伪手术组	/	10/10	0.0±0.0**
模型对照组	/	10/10	19.1±13.3
盐酸雷尼替丁胶囊	50	10/10	6.1±6.7*
给药高剂量组	63.4	10/10	6.2±6.7*
给药中剂量组	31.7	10/10	7.5±8.1*
给药低剂量组	15.8	10/10	15.9±15.9

注：与模型对照组比较，*$P<0.05$，**$P<0.01$。

(3)病理学检查结果：大鼠胃组织标本经常规4%甲醛溶液固定，梯度脱水，石蜡包埋、4 μm切片，H-E染色，光镜下观察各组大鼠胃组织的病理改变情况。病理组织学检查结果如下：

正常组：各鼠胃组织黏膜完整，腺体丰富，细胞形态无异常，黏膜内见散在淋巴细胞浸润，肌层及浆膜层均无异常。

模型组：其中9例鼠胃黏膜表面腺体变性脱落，代之以大量炎性渗出及坏死，并可见大量炎性肉芽组织形成，溃疡累及肌层，肌层与浆膜层均可见大量急慢性炎细胞浸润。另1例鼠胃黏膜未见溃疡形成，仅见胃壁各层炎症细胞明显增多。

阳性药组：其中5例鼠胃黏膜表面腺体变性脱落，代之以大量炎性渗出及坏死，并可见大量炎性肉芽组织形成，溃疡累及肌层，肌层与浆膜层均可见大量急慢性炎细胞浸润。另5例鼠胃黏膜未见溃疡形成，仅见胃壁各层炎症细胞明显增多。

高良姜高剂量给药组：其中5例鼠胃黏膜完整，未见明显溃疡，黏膜及黏膜下见散在炎症细胞浸润。另5例鼠胃黏膜表面腺体变性脱落，代之以大量炎性渗出及坏死，并可见大量炎性肉芽组织形成，溃疡累及肌层，肌层与浆膜层均可见大量急慢性炎细胞浸润。

高良姜中剂量给药组：其中4例鼠胃黏膜完整，未见明显溃疡，黏膜及黏膜下见散在炎症细胞浸润。另6例鼠胃黏膜表面腺体变性脱落，代之以大量炎性渗出及坏死，并可见大量炎性肉芽组织形成，溃疡累及肌层，肌层与浆膜层均可见大量急慢性炎细胞浸润。

高良姜低剂量给药组：其中2例鼠胃黏膜完整，未见明显溃疡，黏膜及黏膜下见散在炎症细胞浸润。另8例鼠胃黏膜表面腺体变性脱落，代之以大量炎性渗出及坏死，并可见大量炎性肉芽组织形成，溃疡累及肌层，肌层与浆膜层均可见大量急慢性炎细胞浸润。

病理组织学检查表明，高良姜提取物高、中剂量均可明显减轻胃黏膜组织病理改变程度，其胃黏膜表面腺体变性脱落及炎性渗出和坏死程度均较模型对照组有显著改善。实验结果表明高良姜提取物对乙酸所致大鼠胃溃疡具有明显的治疗作用。

实验结果表明：高良姜提取物高、中剂量均可明显降低乙酸所致胃溃疡模型大鼠的胃溃疡指数($P<0.05$)，低剂量组也有一定的降低作用趋势，但与模型对照组比较无显著性差异。病理组织学检查表明，高良姜提取物高、中剂量均可明显减轻胃黏膜组织病理改变程度，其胃黏膜表面腺体变性脱落及炎性渗出和坏死程度均较模型对照组有显著改善。实验结果表明高良姜提取物对乙酸所致大鼠胃溃疡具有明显的治疗作用。

2. 高良姜提取物对大鼠水浸应激型胃溃疡的防治作用　清洁级SD大鼠60只，雌雄各半，随机分为正常对照组、模型对照组、阳性药盐酸雷尼替丁胶囊组、高良姜提取物高、中、低剂量组，每组 10 只。每天灌胃给药 1 次，正常对照组和模型对照组灌胃等容积的蒸馏水，阳性药组灌胃盐酸雷尼替丁 50 mg/kg，高良姜提取物高、中、低剂量组分别灌胃给予高良姜提取物 63.4、31.7、15.8 mg/kg，连续给药 14 天。末次给药后，禁食 24 h，自由饮水，除正常对照组外，各组大鼠以小木板固定后，垂直浸入 23±0.5℃水中，浸入深度平动物剑突水平，24 h 后取出，颈椎脱位处死。打开腹腔，结扎贲门和幽门并经胃壁向胃腔内注入 1%的甲醛溶液 8 ml，将胃取出浸入甲醛溶液中，30 min 后沿胃大弯剖开，记录每组产生的溃疡数，计算溃疡指数，并进行病理组织学检查。

(1) 胃黏膜大体外观及胃溃疡指数：各组大鼠解剖取胃，胃黏膜大体外观可见：正常对照组大鼠胃黏膜皱襞明显，黏膜呈淡红色，表面无溃疡面和出血点。模型对照组大鼠胃黏膜表面有咖啡样物质，可见胃黏膜表面充血水肿、糜烂，有大量点状或线状出血点和溃疡。雷尼替丁组大鼠胃黏膜表面较光滑，有极少量的散在出血点，无明显的溃疡面。高良姜中、低剂量组与模型组相似，胃黏膜表面有咖啡样物质，可见胃黏膜表面充血水肿、糜烂，有大量点状或线状出血点和溃疡。高良姜高剂量组大鼠胃黏膜表面有出血点、溃疡点，溃疡数较模型对照组略少(表 5-3)。

表 5-3　高良姜提取物对水浸应激型胃溃疡大鼠溃疡指数的影响（$\bar{x} \pm s$，n=10）

组别	剂量/(mg/kg)	溃疡发生数/个	溃疡指数/UI
正常对照组	/	0.0±0.0**	0.0±0.0**
模型对照组	/	18.5±5.4	24.5±6.7
盐酸雷尼替丁胶囊	50	10.1±3.8**	16.3±6.1*
给药高剂量组	63.4	13.6±4.7*	19.5±5.1
给药中剂量组	31.7	14.0±4.1	20.3±7.0
给药低剂量组	15.8	15.9±4.2	23.9±5.6

注：与模型对照组比较，*P<0.05，**P<0.01。

由表 3 结果可见，与模型对照组相比，高良姜提取物高剂量能明显减少水浸应激型胃溃疡大鼠的溃疡发生数(P<0.05)，中、低剂量也有一定的减少作用趋势，但与模型对照组相比无显著性差异。通过对各组大鼠溃疡指数进行测算，结果表明，高良姜提取物高、中剂量对水浸应激所致胃溃疡模型大鼠的胃溃疡指数有一定的降低作用趋势，但与模型对照组比较无显著性差异(P>0.05)。

(2) 病理组织学检查：大鼠胃组织标本经常规 4%甲醛溶液固定，梯度脱水，石蜡包埋、4 μm 切片，H-E 染色，光镜下观察各组大鼠胃组织的病理改变情况。病理组织学检查结果如下：

正常组：各鼠胃组织黏膜完整，腺体丰富，细胞形态无异常，黏膜内见散在淋巴细胞浸润，肌层及浆膜层均无异常。

模型组：其中 9 例鼠胃黏膜表面腺体变性、脱落，代之以片状炎性渗出及坏死，溃疡较浅，限于黏膜层，病变范围局限，肌层与浆膜层未内明显异常。另 1 例鼠胃黏膜未见溃疡形成，仅局部见少量表面黏膜变性、脱落。

阳性药组：其中 4 例鼠胃黏膜表面腺体变性、脱落，代之以片状炎性渗出及坏死，溃疡较浅，限于黏膜层，病变范围局限，肌层与浆膜层未内明显异常。另 6 例鼠胃黏膜完整，未见溃疡形成，仅局部见少量表面黏膜变性、脱落。

高良姜高剂量给药组：其中 6 例鼠胃黏膜表面腺体变性、脱落，代之以片状炎性渗出及坏死，溃疡较浅，限于黏膜层，病变范围局限，肌层与浆膜层未内明显异常。另 4 例鼠胃黏膜完整，未见溃疡形成，仅局部见少量表面黏膜变性、脱落。

高良姜中剂量给药组：其中 8 例鼠胃黏膜表面腺体变性、脱落，代之以片状炎性渗出及坏死，溃疡较浅，限于黏膜层，病变范围局限，肌层与浆膜层未内明显异常。另 2 例鼠胃黏膜完整，未见溃疡形成，仅局部见少量表面黏膜变性、脱落。

高良姜低剂量给药组：其中 8 例鼠胃黏膜表面腺体变性、脱落，代之以片状炎性渗出及坏死，溃疡较浅，限于黏膜层，病变范围局限，肌层与浆膜层未内明显异常。另 2 例鼠胃黏膜完整，未见溃疡形成，仅局部见少量表面黏膜变性、脱落。

病理组织学检查结果表明，高良姜提取物高剂量对水浸应激型胃溃疡大鼠胃黏膜组织病理改变有一定的改善作用趋势，而中、低剂量组胃黏膜组织病理改变程度均与模型对照组相近。实验结果表明高良姜提取物对水浸应激所致大鼠胃溃疡无明显的防治作用。

实验结果表明：高良姜提取物高剂量可明显减少水浸应激型胃溃疡大鼠的溃疡发生数（$P<0.05$），中、低剂量也有一定的减少作用趋势。高良姜提取物高、中剂量对水浸应激所致胃溃疡模型大鼠的胃溃疡指数有一定的降低作用趋势，但与模型对照组比较无显著性差异（$P>0.05$）。病理组织学检查结果表明，高良姜提取物高剂量对水浸应激型胃溃疡大鼠胃黏膜组织病理改变有一定的改善作用趋势，而中、低剂量组胃黏膜组织病理改变程度均与模型对照组相近。实验结果表明高良姜提取物对水浸应激所致大鼠胃溃疡无明显的防治作用。

3. 高良姜提取物对乙醇所致小鼠胃黏膜损伤的防治作用 清洁级 KM 小鼠 60 只，雌雄各半，随机分为正常对照组、模型对照组、阳性药盐酸雷尼替丁胶囊组、高良姜提取物高、中、低剂量组，每组 10 只。各组小鼠每天灌胃给药 1 次，连续 9 天。正常和模型对照组灌胃等容积的蒸馏水，阳性药组灌胃盐酸雷尼替丁 100 mg/kg，高良姜提取物高、中、低剂量组分别灌胃给予高良姜提取物 126.8、63.4、31.7 mg/kg。造模前小鼠禁食 48 h，末次给药 1 h 后，每只小鼠灌胃无水乙醇 0.2 ml/只，再过 4 h 处死动物，取胃，用 1%甲醛溶液固定 10 min，沿胃大弯剪开胃壁，可见深褐色条索状损伤，以损伤长度总和作为胃黏膜损伤指数，并进行病理组织学检查。

(1) 胃黏膜大体外观及胃溃疡指数：各组小鼠解剖取胃，肉眼观察，正常对照组动物胃壁光滑呈粉红色，模型组动物胃黏膜充血、损伤明显，可见深褐色条索状损伤，高良姜给药组胃黏膜充血、损伤也较明显。

通过对各组动物溃疡指数进行测算，结果表明高良姜提取物高剂量对溃疡指数有降低作用趋势，但与模型对照组比较无显著性差异（$P>0.05$）。结果见表 5-4。

表 5-4 高良姜提取物对乙醇致小鼠胃黏膜损伤的影响（$\bar{x} \pm s$）

组别	剂量/(mg/kg)	动物数/个	溃疡指数/UI
伪手术组	/	10	0.0±0.0**
模型对照组	/	10	14.8±4.5
盐酸雷尼替丁胶囊	100	10	9.4±3.6**
给药高剂量组	126.8	10	11.9±4.3
给药中剂量组	63.4	10	13.1±5.9
给药低剂量组	31.7	10	14.0±6.0

注：与模型对照组比较，$^{**}P<0.01$。

(2) 病理组织学检查：病理组织学检查表明：正常对照组各动物胃组织黏膜完整，腺体丰富，细胞形态无异常，黏膜表面少许腺体变性、脱落，黏膜内见散在淋巴细胞浸润，肌层及浆膜层均无异常；模型组 8 例胃黏膜表面可见小灶腺体变性、脱落、坏死，伴周围少量炎性渗出，黏膜及黏膜下层可见急慢性炎细胞增多，个别例可见散在出血，其余 2 例与正常组改变基本相似；阳性药组 4 例胃黏膜表面可见小灶腺体变性、脱落、坏死，伴周围少量炎性渗出，黏膜及黏膜下层可见急慢性炎细胞增多，个别例可见散在出血，其余 6 例与正常组改变基本相似；高良姜高剂量组：其中 6 例鼠胃黏膜表面可见小灶腺体变性、脱落、坏死，伴周围少量炎性渗出，黏膜及黏膜下层可见急慢性炎细胞增多，个别例可见散在出血，其余 4 例与正常组改变基本相似；高良姜中剂量给药组其中 7 例鼠胃黏膜表面可见小灶腺体变性、脱落、坏死，伴周围少量炎性渗出，黏膜及黏膜下层可见急慢性炎细胞增多，个别例可见散在出血，其余 3 例与正常组改变基本相似；高良姜低剂量给药组其中 7 例鼠胃黏膜表面可见小灶腺体变性、脱落、坏死，伴周围少量炎性渗出，黏膜及黏膜下层可见急慢性炎细胞增多，个别例可见散在出血，其余 3 例与正常组改变基本相似。

病理组织学检查结果表明：与模型对照组比较，高良姜提取物各剂量组胃黏膜损伤均无明显改善。

实验结果表明：高良姜提取物高剂量对乙醇所致胃黏膜损伤模型小鼠的溃疡指数有一定的降低作用趋势，但与模型对照组比较无显著性差异($P>0.05$)。病理组织学检查结果表明，与模型对照组比较，高良姜提取物各剂量组胃黏膜损伤均无明显改善。实验结果表明高良姜提取物对乙醇所致小鼠胃黏膜损伤的防治作用不明显。

4. 高良姜提取物对大鼠幽门结扎型胃溃疡的防治作用 清洁级 SD 大鼠 60 只，雌雄各半，随机分为伪手术组、模型对照组、阳性药盐酸雷尼替丁胶囊组、高良姜提取物高、中、低剂量组，每组 10 只。各组大鼠每天灌胃给药 1 次，连续 7 天。伪手术组和模型对照组灌胃等容积的蒸馏水，阳性药组灌胃盐酸雷尼替丁 50 mg/kg，高良姜提取物高、中、低剂量组分别灌胃给予高良姜提取物 63.4、31.7、15.8 mg/kg。造模前大鼠禁食 48 h，自由饮水。实验时除伪手术组外，各组大鼠用乙醚麻醉，将其仰卧位固定，常规消毒，剖开腹腔，将幽门结扎，并于十二指肠给药 1 次，模型对照组给予等容积的蒸馏水，逐层缝合腹壁肌层及皮肤。伪手术组大鼠除不结扎幽门外，其余同法操作。术后禁食禁水，18 h 后处死动物，取胃，用 1%甲醛溶液固定 10 min，沿胃大弯剪开胃壁，记录每组产生的溃疡数，计算溃疡指数(表 5-5)。

表 5-5 高良姜提取物对幽门结扎型胃溃疡大鼠溃疡指数的影响($\bar{x}\pm s$，$n=10$)

组别	剂量/(mg/kg)	溃疡发生数/个	溃疡指数/UI	溃疡抑制百分率/%
正常对照组	/	0.0±0.0**	0.0±0.0**	100
模型对照组	/	12.2±4.0	4.1±1.1	-
盐酸雷尼替丁胶囊	50	8.0±3.0*	2.8±1.2*	31.71
给药高剂量组	63.4	9.1±3.7	3.1±1.4	24.39
给药中剂量组	31.7	9.6±3.1	3.0±1.3	26.83
给药低剂量组	15.8	11.5±3.2	3.7±1.2	9.76

注：与模型对照组比较，$^*P<0.05$，$^{**}P<0.01$。

各组大鼠解剖取胃，胃黏膜大体外观可见：正常对照组大鼠胃黏膜皱襞明显，黏膜呈淡红色，表面无溃疡面和出血点。模型对照组大鼠胃黏膜表面有咖啡样物质，可见胃黏膜表面充血水肿、糜烂，有大量点状或线状出血点和溃疡。雷尼替丁组大鼠胃黏膜表面较光滑，有极少量的散在出血点，无明显的溃疡面。高良姜低剂量组与模型组相似，胃黏膜表面有咖啡样物质，可见胃黏膜表面充血水肿、糜烂，有大量点状或线状出血点和溃疡。高良姜高、中剂量组大鼠胃黏膜表面有少量出血点、溃疡点，溃疡面较模型对照组略小，程度较浅。

实验结果表明：高良姜提取物高、中剂量对大鼠幽门结扎型胃溃疡有一定的防治作用趋势，能一定程度地减少溃疡发生数并降低溃疡指数，但与模型对照组比较无显著性差异($P>0.05$)。

5. 高良姜提取物对大鼠胃液分泌、胃液酸度及胃蛋白酶活力的影响(表 5-6) 清洁级 SD 大鼠 60 只，雌雄各半，随机分为伪手术组、模型对照组、阳性药盐酸雷尼替丁胶囊组、高良姜提取物高、中、低剂量组，每组 10 只。各组大鼠每天灌胃给药 1 次，连续 7 天。伪手术组和模型对照组灌胃等容积的蒸馏水，阳性药组灌胃盐酸雷尼替丁 50 mg/kg，高良姜提取物高、中、低剂量组分别灌胃给予高良姜提取物 63.4、31.7、15.8 mg/kg。造模前大鼠禁食 48 h，自由饮水。实验时除伪手术组外，各组大鼠用乙醚麻醉，将其仰卧位固定，常规消毒，剖开腹腔，将幽门结扎，并于十二指肠给药 1 次，模型对照组给予等容积的蒸馏水，逐层缝合腹壁肌层及皮肤。伪手术组大鼠除不结扎幽门外，其余同法操作。术后禁食禁水，6 h 后打开腹腔结扎贲门，处死动物，取出胃，收集胃液，准确测量胃液量，胃液以 1500 r/min 离心 10 min，取上清液，以酸度计测量胃液酸度，采用滴定法测定游离盐酸和总酸度，以南京建成生物工程公司检测试剂盒测定胃蛋白酶活力。

表 5-6　高良姜提取物对幽门结扎大鼠胃液量、胃液酸度及胃蛋白酶活力的影响（$\bar{x} \pm s$，n=10）

组别	剂量/(mg/kg)	胃液量/ml	胃液游离酸度/(mmol/L)	胃液总酸度/(mmol/L)	胃蛋白酶活力/(U/ml)
正常对照组	/	0.47±0.16**	-	-	39.99±5.63**
模型对照组	/	8.58±2.67	11.69±5.90	27.29±11.11	61.70±8.70
盐酸雷尼替丁胶囊	50	6.17±2.43*	3.88±2.63**	13.77±6.01**	48.95±15.68*
给药高剂量组	63.4	8.71±3.62	11.63±5.18	24.70±11.12	72.77±9.91*
给药中剂量组	31.7	8.98±5.05	11.81±6.64	27.89±13.41	65.31±8.84
给药低剂量组	15.8	7.45±4.26	9.58±5.40	26.43±14.74	62.43±18.86

注：与模型对照组比较，*P<0.05，**P<0.01。（正常对照组大鼠胃液分泌量极少，无法检测游离盐酸及总酸度。）

实验结果表明：高良姜提取物各剂量对幽门结扎大鼠胃液分泌量、胃液酸度、胃液游离盐酸和总酸度均无明显影响（P>0.05），但高剂量组大鼠胃蛋白酶活力与模型对照组比较有显著升高（P<0.05）。

二、抗胃肠道出血作用

Ankaferd blood stopper（ABS）提供了一种有效的对抗消化道出血的方法，特别是针对治疗困难的患者更是有效[6]。该方法将高良姜、艾叶、甘草、葡萄和刺荨麻混合以后应用，通过影响内皮组织、血细胞繁殖和血流动力学来发挥疗效，治疗胃肠道出血性疾病。目前，该方法已经成为一种治疗胃肠道出血性疾病有效的方法。Yavuz Beyazit 等也对该方法的止血效果做出了评价[7]，认为与传统止血剂相比，该止血剂除了具有以上优点以外，还具有一些其他治疗优势，比如对抗肿瘤、对抗感染，创伤愈合的修复作用等。这也进一步印证了高良姜作为传统中药所具有的温胃止痛的功效。

三、抗　　菌

对于高良姜抗菌作用的研究报道的文献很多，针对多重耐药菌株，采用高良姜中的高良姜素或二苯基庚烷类化合物与其他抗菌药物联合应用，抗菌效果明显。Eumkeb G 等考察了高良姜素与头孢他啶联合应用针对耐 β-内酰胺类抗生素的金黄色酿脓葡萄球菌所产生的协同抗菌效应[8]。结果表明，高良姜素对耐药菌产生的青霉素酶和内酰胺酶有显著的抵抗作用。该研究还进一步揭示了协同抗菌效应可能的作用机制，为耐 β-内酰胺类抗生素的金黄色酿脓葡萄球菌的临床治疗提供了思路和方法。Zhang 等从高良姜的乙醇提取物中分离得到了 3 个新的和 10 个已知的二芳基庚烷类化合物，发现他们都具有对抗幽门螺旋杆菌的药理活性[9]。Krishnan Subramanian 等考察了高良姜中二苯基庚烷类化合物 5-羟基-7-(4"-羟基-3"-甲氧基苯基)-1-苯基-3-庚酮对多重耐药性的致病性大肠杆菌的抑菌活性，以及对抗由细菌脂多糖诱导的炎性反应[10]。结果该化合物表现出很好的抗菌和抗炎活性。其作用机制主要是该化合物能够与细菌 DNA 促旋酶的 A 副族相互作用，从而达到抗菌抗炎的双重治疗效果。

高良姜挥发油对金黄色葡萄球菌、枯草芽孢杆菌、大肠杆菌、克雷白氏杆菌、沙门氏菌这 5 种致病细菌和白念球菌有较好的抑制作用[11]，黄赛金等发现高良姜挥发油有一定的抑菌作用[12]，高良姜挥发油对金黄色葡萄球菌、酿酒酵母菌、枯草杆菌及大肠杆菌的 MIC 分别为 12.0 ml/L、25.0 ml/L、150 ml/L、180 ml/L，对上述四种菌的抑菌圈直径分别为：(13.02±0.75)、(11.93±0.71)、(11.26±0.54)、(9.83±0.32)mm，表明高良姜挥发油对酵母菌、革兰氏阳性菌及革兰阴性菌的生长均有较明显的抑制作用。桂蜀华等研究了高良姜挥发油对 16 种皮肤癣菌的体外抗真菌活性[13]，结果显示其最小抑菌浓度(MIC)为 0.78～6.25 μl/ml，最低杀菌浓度(MFC)为 3.13～50 μl/ml，对浅表性皮肤癣菌的活性是以抑制其生长为主要作用方式，且抑真菌活性较强。

四、抗 病 毒

高良姜中含有大量的二苯基庚烷类化合物，该类化合物具有多种生物活性。Kotaro Konno 等对高良姜中 9 种二芳基庚烷类化合物进行了抗病毒试验[14]。采用台盼蓝不相容分析测定方法，针对呼吸道合胞体病毒、脊髓灰质炎病毒、麻疹病毒和单纯性疱疹病毒进行了抗病毒试验。结果，这 9 种二芳基庚烷类化合物都表现出具有对抗脊髓灰质炎病毒和麻疹病毒的药理作用，其中 7 种二苯基庚烷类化合物还同时具有对抗呼吸道合胞体病毒的作用。Rie Sawamura 等研究了高良姜中两种二苯基庚烷类化合物 AO-0002[7-(4"-羟基-3"-甲氧基苯基)-1-苯基-4-庚烯-3-酮]和 AO-0011[(5*S*)-5-羟基-7-(4"-羟基苯基)-1-苯基 -3-庚酮]体内和体外抗流感病毒活性[15]。结果化合物 AO-0002 在剂量 100 mg/kg 时能够显著降低流感病毒感染大鼠的体重下降和延长其存活时间，而且该化合物能够对抗耐奥司他韦耐药菌株所致感染，这种抗病毒作用主要是通过抑制病毒信使 RNA 的表达实现的。从而证明了高良姜中的二苯基庚烷类化合物具有广谱的抗病毒作用。

五、抗 肿 瘤

Keiichi Tabata 等研究了高良姜中的二芳基庚烷类化合物 7-(4"-羟基-3"-甲氧基苯基)-1-苯基-4-烯-3-庚酮和(5*R*)-5-甲氧基-7-(4"-羟基苯基)-1-苯基-3-庚酮诱导人成神经细胞瘤凋亡的药理作用[16]。研究结果表明，该类化合物通过多种作用机制对肿瘤细胞产生明显的细胞毒活性。主要是通过诱导肿瘤细胞细胞核的萎缩和破碎，同时作用于细胞凋亡蛋白-3(caspases 3)和细胞凋亡蛋白-9(caspases 9)来实现的。细胞计数分析显示该化合物抑制细胞繁殖周期中 S 期的进行同时增加 G1 后期细胞的数量。Hisashi Matsuda 等报道了高良姜 80%丙酮提取物对由茶碱诱导的大鼠黑素瘤细胞 4A5 黑素原生成的抑制作用[17]。通过化学分离的方法从该提取物中分离得到了 4 个二芳基庚烷类化合物和两个黄酮类化合物，分别是 5-羟基-1，7-二苯基-3-庚酮(Compound 1)，7-(4"-羟基-3"-甲氧基苯基)-1-苯基-4-烯-3-庚酮(Compound 2)，5-羟基-7-(4"-羟基-3"-甲氧基苯基)-1-苯基-3-庚酮(Compound 3)和 3，5-二羟基-1，7-二苯基庚二醇(Compound 4)，山柰酚(Compound 5)和高良姜素(Compound 6)。并从分子水平阐述了化合物 2、化合物 5 和化合物 6 的作用机制，主要是通过抑制酪氨酸酶 mRNA 的表达，酪氨酸酶关联蛋白-1、酪氨酸酶关联蛋白-2 和转录因子实现的。

李宁等采用 MTT 法观察高良姜油对人肝癌 HepG2 细胞、人结肠癌 HT29 细胞、人鼻咽癌 CNE-2Z 细胞、人甲状腺癌 SW579 细胞及人宫颈癌 Hela 细胞的增殖抑制率及半数抑制浓度(IC50)来评估高良姜挥发油对不同肿瘤细胞株的增殖抑制作用[18]。结果高良姜挥发油其可呈剂量依赖性抑制 Hep G2、HT29、CNE-2Z、SW579、Hela 细胞株增殖，对 HT29、Hela、CNE-2Z、Hep G2、SW579 细胞株的 IC_{50} 值分别为 2352、717、458、431、329μg/m L。结果表明高良姜挥发油成分对多种类型肿瘤细胞的增殖均有一定抑制作用。

六、抗　氧　化

Si Eun Lee 等以白藜芦醇为对照品，筛选了 9 种植物提取物对抗由过氧化氢(H_2O_2)诱导的中国大鼠肺纤维原细胞(V79-4)的凋亡作用，结果包含高良姜在内的 5 种植物的提取物能够显著地增强 V79-4 细胞的生长能力[19]。Chia Lin Chang 等对高良姜提取物进行了清除氧自由基活性的研究，结果发现高良姜提取物显示了很好的抗氧化活性，其作用要强于抗坏血酸和 6-羟基-2，5，7，8-四甲基苯并二氢吡喃-2-羧酸的抗氧化活性[20]。高良姜中富含的二苯基庚烷类和黄酮类化合物，采用维生素 C 诱发肝微粒体脂质过氧化的方法测定其活性，结果发现，二苯基庚烷类化合物 7-(4"-羟基-3"-甲氧基苯基)-1-苯基-4-庚烯-3-酮、5-羟基-7-(4"-羟基苯基)-1-苯基-3-庚酮和 5-甲氧基-7-(4"-羟基苯基)-1-苯基-3-庚酮显示出中等强度的抗氧化作用，黄酮醇类化合物则显示了较强的抗脂质过氧化活性[21]。莫峥嵘等采用 2，2-二苯基-1-苦味酰基(DPPH)自由基体系、羟自由基体系对海南高良姜挥发油的抗氧化活性进行测定，并以 IC_{50} 值(清除率为 50%时，抗氧化剂的质量浓度)作为评价指标[22]。海南高良姜挥发油清除 DPPH 自由基和羟自由基的 IC_{50} 值分别是 0.0776 mg/ml 和 0.1843 mg/ml。

高良姜挥发油有一定抗花生油氧化作用[12]。在 35 d 的实验期内，添加高良姜挥发油的花生油过氧化值(POV)和酸值(AV)极显著低于空白对照组($P<0.01$)。在 0-14 d 实验期内添加 0.10%、0.20%、0.30%高良姜挥发油的花生油过氧化值和酸值极显著低于二丁基羟基甲苯(BHT)组，但从第 21 d 起添加高良姜挥发油的花生油各组过氧化值和酸值极显著高于 BHT 组。

高良姜挥发油所含的成分 1，8-桉叶素、α-松油醇、γ-依兰油烯、石竹烯、法尼烯、α-佛手柑油烯在以前的报道中被证明有较好的抗氧化活性。因此，高良姜挥发油的抗氧化活性是由其所含有的多种化学成分协同作用的结果。

七、保　　鲜

高良姜作为肉类、水果的天然保鲜剂、抗氧化剂已经有较多的报道[23]。黄慧珍等人研究了高良姜挥发油提取液对罗非鱼微冻贮藏过程中品质的影响[24]。结果表明，高良姜挥发油提取液保鲜剂能够抑制罗非鱼保鲜过程中 TVB-N 值和 pH 的变化，保持罗非鱼的感官质量，使罗非鱼的保鲜期至少延长 3 天以上。经高良姜挥发油提取液保鲜剂处理的罗非鱼在 4 天内保持一级鲜度，5 天内保持二级鲜度。虽然使成本略有所提高，但综合鲜度、差价等因素，能够大大地提高企业的经济效益。梁清志等研究了含高良姜的 3 种中草药混合提取物处理对芒果在常温(28～30℃)贮藏条件下果实品质的影响[25]。结果表明，与对照相比，该中草药提取物可降低贮藏期间芒果果实的失重率和病果率，保持较高的果实硬度。同时，能显著延缓芒果果实维生素 C 和可滴定酸(TA)含量的降解和可溶性固形物(TSS)含量的积累，从而有效地保持芒果果实品质，延长货架期。程守前等研究了高良姜复配保鲜剂对芒果和番木瓜的保鲜作用[26、27]。结果表明高良姜复配保鲜剂能较好的减缓芒果常温(18～22℃)贮藏期间的腐烂，常温条件下贮藏 12 天腐烂率仅为 25.3%，和对照组相比有极显著性差异($P<0.01$)，表明高良姜复配保鲜剂有较好的抑菌作用；就品质评价指标而言，和对照组相比，复配保鲜剂组对维生素 C 含量、可滴定酸含量和总糖含量并没有显著性影响，这可能与高良姜复配保鲜剂主要是挥发油发挥抑菌防霉的作用有关。高良姜复配保鲜剂也能很好地降低番木瓜常温贮藏时的腐烂率，和对照组相比，处理组达到了极显著性差异($P<0.01$)；通过筛选优化配方工艺得出复配保鲜剂的最佳配比(质量比)为高良姜：肉豆蔻：藿香：花椒(10：5：7：6)；测得高良姜复配保鲜剂中高良姜素的含量为 0.87 mg/g，总挥发油的百分含量为 1.2%。

高良姜对瓜果的保鲜效果明显，能减少水分的散失，降低霉变率，维持较高的营养成分；同时操作简单，污染少。因此，高良姜在食品储藏方面有很大的应用前景。

八、防　霉

霉菌广泛存在于自然界，极易引起食品的霉变，而高良姜挥发油具有明显的抗霉菌作用。谢小梅等研究发现[28]，高良姜挥发油的最低抑菌浓度和最低杀菌浓度(V/V)分别为产黄青霉(0.03125，0.03125)、黑曲霉(0.125，0.125)、黑根霉(0.125，0.125)、桔青霉(0.25，0.25)、黄绿青霉(0.25，0.25)、黄曲霉(>1，>1)。挥发油对受试霉菌的最低抑菌浓度和最低杀菌浓度几乎相等，说明高良姜挥发油能够直接杀灭霉菌从而达到防霉的效果，它是高效、安全、价廉的天然防霉药物，可以广泛用于食物、中药材及其制品等的防霉。付雯等测试了12种中药提取物对柑橘青绿霉菌的抑制作用[29]，发现其中，土槿皮、高良姜、黄柏、丁香和蒲公英等5种中草药提取物对柑橘青绿霉菌有较高的抑菌活性。高良姜提取物处理后能显著降低同时接种了青绿霉菌的柑橘果实青绿霉菌病发病率和病情指数，但是对预先了接种青绿霉菌的柑橘果实效果不明显，提示其预防作用比治疗作用更重要。

九、驱 杀 蚊 虫

高良姜挥发油对白纹伊蚊有驱避活性[30]，有效驱蚊时间为2.0～2.5 h，具有用于研制植物源驱蚊剂的潜力。高良姜挥发油对皮脂蠕形螨和毛囊蠕形螨具有较强的抑杀作用[31]。

高良姜挥发油和挥发油中的两个主要成分-1，8-桉叶素和α-松油醇对中药材仓储害虫烟草甲具有较强的毒杀活性[32]。α-松油醇对烟草甲的接触和烟熏毒杀活性(LD_{50}=13.33 μg/成虫；LC_{50}=2.77 mg/lL 空气)强于 1，8-桉叶素的活性(LD_{50}=15.58μg/成虫；LC_{50}=5.18mg/lL 空气)，高良姜挥发油对烟草甲的毒杀活性分别为LD_{50}=26.12 μg/成虫；LC_{50}=4.22 mg/lL 空气。结果表明高良姜挥发油及两个主要化合物可用于预防控制中药材中的仓储害虫。

十、促进渗透性

沈琦等研究了高良姜醇提物、高良姜挥发油和1，8-桉叶素对5-氟尿嘧啶(5-Fu)透皮吸收的影响[33-35]，研究结果表明高良姜挥发油和1，8-桉叶素具有极强的促渗作用。1%和3%的高良姜挥发油能使5-Fu渗透分别提高110.21倍和108.26倍，2%的1，8-桉叶素也可提高67.54倍。高良姜挥发油也能促进苯甲酸的透皮吸收，与乙醇、丙二醇合用会使苯甲酸的累积渗透量增大，但渗透系数减小。Yutaka等发现高良姜提取物能有效增加Caco-2细胞(人类结肠癌细胞)渗透性并降低上皮细胞的电阻[36]。高良姜挥发油对葛根素和阿魏酸也具有一定的促渗作用[37-38]。因此，推测其药用有效成分可能以高良姜挥发油和1，8-桉叶素为主。

参 考 文 献

[1] 江涛，唐春萍，陈艳芬 等. 高良姜总黄酮对大鼠实验性胃溃疡模型的影响. 中药材，2009，32(2)：260-262

[2] 江涛，唐春萍，冯亦凡 等. 高良姜总黄酮对实验性胃黏膜损伤的保护作用及其机制. 中草药，2009，40(7)：1117-1119

[3] 王海燕，刘亚明，牛欣，等. 高良姜油抗实验性胃溃疡作用及其机制研究. 中国中西医结合消化杂志，2011，2：71-74

[4] 王海燕，刘亚明，李海燕，等. 高良姜油对胃溃疡小鼠模型血清胃动素、生长抑素、P物质、血管活性肠肽的影响. 中国实验方剂学杂志，2011，17(4)：105-107

[5] 王海燕，刘亚明，李海燕，等.高良姜油对胃溃疡小鼠模型血清NO、SOD及MDA的影响[J].中华中医药杂志，2011，07：1640-1642

[6] Ali Kosar，Handan S，Cipila，Arif Kaya，*et al.* The efficacy of Ankaferd Blood Stopper in antithrombotic drug-induced primary and secondary hemostatic abnormalities of a rat-bleeding model. *Blood Coagulation and Fibrinolysis*，2009，20(3)：185-190

[7] Yavuz Beyazit，Murat Kekilli，Ibrahimc Haznedaroglu，*et al.* Ankaferd hemostat in the management of gastrointestinal hemorrhages. *World Jounal of Castroenterology*，2011，17(35)：3962-3970

[8] Eumkeb G.，Sakdarat S，Siriwong S，*et al.* Reversing β-lactam antibiotic resistance of Staphylococcus aureus with galangin from

Alpinia officinarum Hance and synergism with ceftazidime. *Phytomedicine*，2010，18(1)：40-45
[9] Zhang J S，Dou J P，Zhang S Q，*et al.* Chemical composition and antioxidant properties of the essential oil and methanol extracts of rhizoma *Alpinia officinarum* from China *in vitro*. *African Journal of Biotechnology*，2010，9(27)：4264-4271
[10] Krishnan Subramanian，Chinnasamy Selvakkumar，Kontham Sanathkumar Vinaykumar，*et al.* Tackling multiple antibiotic resistance in enteropathogenic Escherichia coli (EPEC) clinical isolates：a diarylheptanoid from *Alpinia officinarum* shows promising antibacterial and immunomodulatory activity against EPEC and its lipopolysaccharide-induced inflammation. *International Journal of Antimicrobial Agents*，2009，33(3)：244-250
[11] Indrayan A K，Garg S N，Rathi A K，*et al.* Chemical composition and antimicrobial activity of the essential oil of *Alpinia officinarum* rhizome. Indian Journal of Chemistry，2007，46(12)：2060-2063
[12] 黄赛金，尹爱武，罗紫英，等. 高良姜挥发油抑菌及抗氧化作用研究. 食品工业科技，2015，36(19)：112-115
[13] 桂蜀华，蒋东旭，袁捷. 花椒、高良姜挥发油体外抗真菌活性研究. 中国中医药信息杂志，2005，12(8)：21-22
[14] Kotaro Konno，Rie Sawamura，Yi Sun，*et al.*Antiviral activities of diarylheptanoids isolated from Alpinia officinarum against respiratory syncytial virus, poliovirus, measles virus, and herpes simplex virus type 1 in vitro. *Natural product communications*, 2011, 6(12)：1881-1884
[15] Rie Sawamura，Tomomi Shimizu，Yi Sun，*et al.* In vitro and in vivo anti-influenza virus activity of diarylheptanoids isolated from *Alpinia officinarum*. *Antiviral Chemistry & Chemotherapy*，2010，21(1)：33-41
[16] Keiichi Tabata，Yumiko Yamazaki，Mari Okada，*et al.*Diarylheptanoids Derived from *Alpinia officinarum* Induce Apoptosis，S-Phase Arrest and Differentiation in Human Neuroblastoma Cells. *Anticancer Research*，2009，29(12)：4981-4988
[17] Hisashi Matsuda，Souichi Nakashima，Yoshimi Oda，*et al.* Melanogenesis inhibitors from the rhizomes of *Alpinia officinarum* in B16 melanoma cells. *Bioorganic & Medicinal Chemistry*，2009，17(16)：6048-6053
[18] 李宁，熊勇，张海涛，等. 高良姜挥发油对不同肿瘤细胞株增殖的影响. 山东医药，2012，52(11)：19-21
[19] Si Eun Lee，Hyun Jin Hwang，Jung Sun Ha，*et al.* Screening of medicinal plant extracts for antioxidant activity. Life Science，2003，73(2)：167-179
[20] Chia Lin Chang，Che San Lin，Guia Hung Lai，*et al.* Phytochemical Characteristics，Free Radical Scavenging Activities，and Neuroprotection of Five Medicinal Plant Extracts. *Evidence-Based Complementary and Alternative Medicine*，10.1155/2012/984295：1-8
[21] 沈健，张虎翼，徐波，等. 高良姜中的抗氧化有效成分. 天然产物研究与开发，1997，10(2)：33-36
[22] 莫峥嵘，黄宇志，张星苗，等. 海南高良姜挥发油的抗氧化活性研究. 食品工业，2013，34(8)：160-162
[23] 毛琼，宋晓岗，罗宗铭. 中草药提取物保鲜水果的效果研究. 食品科学，1999，20(5)：54-56
[24] 黄慧珍.高良姜有效成分提取及工艺条件研究. 广东海洋大学，2010
[25] 梁清志，弓德强，黄光平，等. 3 种中草药提取物对 2 个芒果品果实常温贮藏品质的影响 山东农业科学，2015，47(11)：111-115
[26] 程守前，赖伟勇，翁少端，等. 高良姜复配保鲜剂对芒果常温贮藏品质的影响 广州化工，2015，43(24)：81-83
[27] 程守前，赖伟勇，翁少端，等. 番木瓜天然保鲜剂的制备工艺. 食品科技，2015，，40(12)：251-255
[28] 谢小梅，龙凯，钟裔荣，等. 高良姜、草果防霉作用的实验研究. 中国药业，2002，11(5)：45-46
[29] 付雯，高永祥，刘伟伟. 12 种中草药提取物对采后柑橘青绿霉菌的抑菌作用. 贵州农业科学，2015，43(9)：170-173
[30] 张书锋，郝勇，胡聪，等. 白豆蔻、望春花和高良姜挥发油驱蚊活性的评价. 白求恩军医学院学报，2011，9(1)：8-9
[31] 宋波，刘继鑫，刘颋. 良姜挥发油对两种人体蠕形螨的体外抑杀作用. 中国病原生物学杂志，2010，5(2)：155-160
[32] 王颖，尤春雪，王成芳，等. 高良姜挥发油对中药材仓储害虫烟草甲的毒杀活性研究(英文). 中华中医药学会.中华中医药学会中药化学分会第九届学术年会论文集(第一册). 中华中医药学会：2014：12
[33] 沈琦，胡晋红，徐莲英. 不同来源丁香油、高良姜油对氟尿嘧啶透皮吸收的影响. 药学服务与研究，2001，1：13-30+60
[34] 沈琦，李文姬，徐莲英. 高良姜等中药对 5-氟尿嘧啶的促渗作用. 中药材，2000，23(11)：697- 699
[35] 沈琦，胡晋红，徐莲英. 肉桂等 3 种挥发油对苯甲酸透皮吸收的影响. 中国医院药学杂志，2001，21(4)：197-199
[36] Konish Y.Modulations of food-derived substances on intestinal permeability in Caco-2 cell monolayers. *Biosci Biotechnol Biochem*，2003，6(10)：2297-2299
[37] 李彩君，王燕玲，方馥蕊. 辛类中药挥发油对葛根素的透皮吸收促进作用研究. 中国医药 导报，2007，22(4)：141-142
[38] 高春华，郭伟英，张亚秋，等. 丁香油和高良姜油对阿魏酸透皮吸收的促进作用. 中国新药杂志，2009，18(9)：844-846

第六章　高良姜素的研究进展

一、高良姜素的提取及其分析测定方法研究

高良姜素化学名为 3，5，7-三羟基黄酮，是从高良姜的干燥根茎中提取分离得到的黄酮类化合物，是高良姜主要的活性成分之一。本节中主要介绍高良姜素的结构特征、高良姜素的提取分离和纯化的方法及目前高良姜素含量测定的常见方法。

(一)高良姜素的结构特征

高良姜素：黄色针状结晶(MeOH)，易溶于甲醇，正性 ESI-MS 谱在 *m/z* 271 处可见$[M+H]^+$离子峰，化合物分子量为 270，分子式为 $C_{15}H_{10}O_5$，不饱和度为 11。^{1}H-NMR(DMSO-d_6)：6.21(1H，d，J=1.5 Hz，H-6)，6.47(1H，d，J=2 Hz，H-8)，7.54(3H，m，H-3'，4'，5')，8.15(2H，d，J=8.0 Hz，H-2'，6')，9.63(1H，s，3-OH)，10.85 (1H，s，7-OH)，12.36(1H，s，5-OH)；^{13}C-NMR(DMSO-d_6)：145.8(C-2)，137.05(C-3)，176.25(C-4)，160.74(C-5)，98.3(C-6)，164.2(C-7)，93.54(C-8)，156.4(C-9)，103.2(C-10)，130.92(C-1')，128.48(C-2'，C-6')，127.51(C-3"，C-5')，129.89(C-4')。

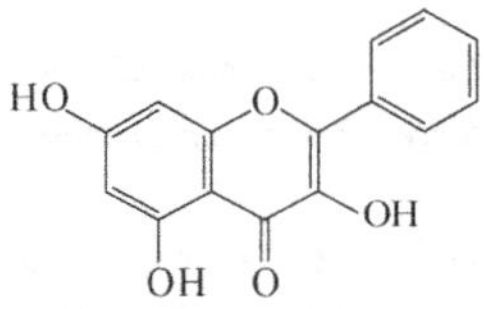

galangin

(二)高良姜素的纯化方法

康爱荣[1]等，以高良姜素含量为指标，采用高效液相色谱法，通过 $L^9(3^4)$正交试验设计优选了高良姜中提取高良姜素的醇提工艺条件，确定高良姜的最佳醇提工艺。以高良姜素的纯度为指标，采用不同酸碱水溶液对醇提液进行初步纯化，确定了高良姜的纯化工艺。确定了高良姜素的最佳醇提工艺条件为乙醇浓度 80%，提取次数 2 次，溶剂倍数 8 倍，提取时间 1.5 h；纯化工艺为 3 倍量的水溶液，静止 24 h。

董乃维[2]等，采用乙醇提取，石油醚脱脂，氯仿萃取，上聚酰胺柱得到高良姜素。优化了从中药高良姜中提取高良姜素工艺研究。

徐静[3]等，采用逆流色谱(CCC)直接法以及逆流色谱(CCC)与硅胶柱色谱相结合两种方法从高良姜粗提物中分离制备高良姜素。具体方法为先用硅胶柱色谱对粗提物进行预分离，然后采用逆流色谱，以石油醚-乙酸乙酯-乙醇(2：0.4：0.8：0.9，*V/V*)为两相溶剂体系，对目标组分进行纯化，可以从高良姜粗提物中制备得到高纯度高良姜素。通过该方法可以从 3.5 g 高良姜粗提物中分离得到纯度为 99.1%的高良姜素 15.6 mg。

(三)高良姜素的含量测定

高良姜中含有丰富的黄酮类物质，关于高良姜中的黄酮类物质主要包括高良姜素、山柰素、槲皮素等黄酮类物质。根据高良姜素含量的离散程度，高良姜素的限量标准为不少于 6.0 mg/g。有关高良姜素含量测定的方法如下：

李彩君[4]等，采用 HPLC 法 10 个不同地区(包括广东、云南、海南等地)的高良姜样品中高良

姜素的含量，高良姜素的含量在3.50～12.98 mg/g，差异较大，而比较集中于6.0～10.0 mg/g。

邓亦峰[5]等，采用高效液相色谱法对对1～12月份采集于广东徐闻龙塘镇八角村、人工种植3年的高良姜生药材中高良姜素进行含量测定，结果表明，高良姜中高良姜素含量随生长月份而变化，以10月份出产的高良姜中的高良姜素含量为高。

马丽萍[6]等，采用高效液相色谱法建立高良姜饮片的HPLC指纹图谱，同时测定了14批高良姜饮片样品中高良姜素的含量，以高良姜素含量为指标，考察了液相色谱法测定的波长、色谱条件、流动相、线性范围、样品制备方法和中药质量标准分析方法验证试验等，最终确定了高良姜饮片中高良姜素的测定方法。

二、高良姜素的药理学研究

高良姜素具有广泛的药理活性[7]，近年来编者所在课题组利用液相色谱-质谱联用技术在高良姜叶的甲醇提取物中发现也含有高良姜素[8]。近年来国外对该成分的药理药效活性进行了大量研究，对它的化学防护作用、抗氧化作用、抗病毒、抗菌作用的探索较为深入，并不断发现其有新的药理活性，如抗肥胖、抗缺氧、调节平滑肌收缩等[9-11]。

（一）抗癌

1. 抗肺癌　高良姜素在抗肺癌方面显现出显著的药理活性。Devadoss等[12]利用苯并(α)芘诱导瑞士白化小鼠产生肺癌，对其肺及肝组织中Ⅰ相代谢酶和Ⅱ相代谢酶的活性进行比较(以比较靶器官和非靶器官之间的影响)，分析了肺部组织标记酶的活性/水平以及对肺的组织学进行了观察。研究发现高良姜素可调节外源性代谢酶的活性，并能改善其肺泡和细支气管损伤等病理变化，使之恢复细胞稳态，影响肺癌中的药物代谢酶，从而对肺癌起到治疗作用。

伍俊等[13]采用MTT法测定肺癌细胞系A549细胞的生长抑制率，利用荧光显微镜观察细胞形态学的变化，流式细胞仪分析细胞周期和线粒体膜电位的变化，并采用Western blot检测细胞凋亡相关蛋白的表达变化来研究高良姜素诱导A549的细胞凋亡效应。结果随着高良姜素浓度的增高，A549细胞生长抑制率明显上升，IC_{50}为30.15 mg/L。细胞凋亡可在10～80 mg/L高良姜素处理后24 h出现，呈浓度依赖性。高良姜素使线粒体膜电位降低。Caspases被激活，Bcl-2、Bcl-XL表达下调，p53、Bax、Bid 表达呈浓度依赖性上调。研究结果表明高良姜素可能是通过线粒体途径诱导A549细胞发生凋亡。

赵欣等[14]采用MTT法研究高良姜素对肺癌肿瘤细胞株A549和H46生长的抑制作用，利用琼脂糖凝胶电泳法测定高良姜素对Topo I活性的影响，在此基础上通过荧光光谱和分子对接研究高良姜素与Topo I的相互作用机制，最后进一步探讨高良姜素对Topo I结构的影响。结果高良姜素对肺癌肿瘤细胞株A549和H46的生长起抑制作用(半抑制率IC_{50}分别为0.221 mmol/L和0.173 mmol/L)；琼脂糖凝胶电泳显示高良姜素对Topo I的活性有较好的抑制作用；荧光光谱分析显示高良姜素能显著猝灭Topo I的荧光，且疏水作用力是两者相互作用的主要驱动力；圆二色谱分析表明高良姜素诱导Topo I构象的解折叠，使α-螺旋含量增加，而不利于其形成活性中心，进而导致Topo I活性的降低；分子模拟结果表明：高良姜素能够优先结合到Topo I的活性中心附近，并与催化基团Arg364和Asn352形成氢键。研究结果表明高良姜素能够抑制Topo I的活性，而使肿瘤细胞DNA单链解旋的速率降低，从而在诱导肺癌肿瘤细胞株A549和H46凋亡的过程中起重要作用。

2. 抗肝癌　Zhang等[15]在研究诱发肝癌细胞凋亡机制时，证实了高良姜素在体外剂量和时间依赖性降低线粒体膜电位、抑制肝癌HCC细胞的生长。高良姜素可通过转运促凋亡蛋白(Bax)到线粒体，释放凋亡诱导因子和细胞色素C到细胞质，从而诱导肝癌细胞凋亡。高良姜素可刺激单磷酸腺苷活化蛋白激酶(AMPK)和LKB1的磷酸化，但抑制Akt和mTOR的磷酸化。通过独立于LKB1的方式激活AMPK信号通路，提高肝癌细胞中AMP/TAN的比值来诱导癌细胞自噬[16]。

Wen 等[17]通过 TUNEL 法用流式细胞仪检测细胞凋亡，由蛋白质印迹法检测 DNA 修复酶(PARP)裂解和蛋白表达，并通过荧光显微镜和透射电子显微镜测定肝癌细胞自噬。实验结果显示高良姜素给药后引起 HepG2 细胞的自噬体累积、自噬微管相关蛋白轻链 3 水平升高和细胞与液泡的百分比增加。同时，p53 的表达也有所增加。研究表明高良姜素可剂量依赖性诱导细胞凋亡和促使细胞自噬，在 HepG2 细胞中可能通过 p53 通路来诱导细胞自噬。

Su 等[18]采用 MTT 法测试肝癌细胞增殖，利用钙离子荧光探针(Fluo3-AM)测定细胞内 Ca^{2+}水平，并通过蛋白质印迹法检测糖调节蛋白 94(GRP94)、GRP78 和内质网应激蛋白(CHOP)水平。研究发现高良姜素可能通过提高肝癌细胞中 GRP94、GRP78 和 CHOP 水平以及增加细胞内游离 Ca^{2+}浓度来诱导内质网产生应激反应，抑制肝癌细胞的增殖。

刘影等[19]采用 MTT 法检测高良姜素对人肝癌 SMMC-7721 细胞增殖的影响，流式细胞术检测细胞周期和细胞凋亡，Western 印迹法检测 PI3K/AKT 信号通路相关蛋白及 Caspase-9 蛋白表达情况来研究高良姜素对人肝癌 SMMC-7721 细胞 PI3K/AKT 信号通的影响。结果高良姜素抑制人肝癌 SMMC-7721 细胞增殖作用明显，且呈浓度和时间依赖性，顺铂和高良姜素(5.4、10.8、21.6、43.2、86.4 μg /ml)，72 h 抑制率分别为 69.4%、34.3%、44.9%、60.8%、73.9%、79.1%。流式细胞术检测结果显示高良姜素(10.8、21.6、43.2μg/ml)可使细胞周期阻滞于 G1 期。高良姜素(10.8、21.6、43.2 μg/ml)处理 24h 凋亡率分别为 9.8%、15.3%、18.6%。Western 印迹法检测相关蛋白，药物处理组 PI3K、AKT、P-AKT 的表达受抑制，PTEN，Caspase-9 蛋白的表达率随着药物浓度的增加而增加。结果表明 高良姜素可能通过抑制 PI3K/AKT 信号通路诱导人肝癌 SMMC-772 细胞凋亡。

罗辉等[20]通过 MTT 法测定 BEL-7402 细胞毒性及细胞生长，荧光显微镜观察细胞形态学的变化，流式细胞仪分析细胞周期和线粒体膜电位的变化，发色底物法检测 Caspase-3、Caspase-6 和 Caspase-9 活性变化来研究高良姜素诱导肝癌细胞系 BEL-7402 细胞凋亡。结果高良姜素对 BEL-7402 细胞 IC_{50}为 30.15 mg/L，BEL-7402 细胞生长曲线表明，高良姜素浓度增高，生长率明显下降。细胞凋亡可在 20～80 mg/L 高良姜素处理后 24 h 出现。凋亡细胞主要表现为核染色质固缩，荧光染色增强。高良姜素阻断细胞于 G1 期，线粒体膜电位降低。Caspase-3、Caspase-6 和 Caspase-9 被激活，呈时间依赖性改变。高良姜素处理 BEL-7402 细胞 6 h 时 Caspase-9 活性最高，而 Caspase-6 活性在 12 h 达峰值，Caspase-3 活性峰值时间在 18 h。表明高良姜素可以诱导 BEL-7402 细胞发生凋亡，其途径可能是通过线粒体旁路。

3. 抗乳腺癌 高良姜素可显著抑制乳腺癌 MCF-7 细胞株的增殖，它可与 19 种参与肿瘤发生和细胞凋亡的蛋白质对接，其中对 Bcl-xL 蛋白表现出较高的抑制作用[21]。同时，Tessa 等[22]研究发现高良姜素可能通过消除细胞周期蛋白 D3、抑制细胞周期蛋白 A 和 E 的表达来抑制乳腺癌细胞从 G0/G1 期到 S 期的生长。

Phan 等[23]在对可抵抗多种药物的人乳癌细胞研究中发现，高良姜素是可刺激 P-gp 介导的 7，12-二苄基蒽溢出的成分之一。

4. 抗胃癌 Kim 等[24]研究表明高良姜素可使泛素羧基末端水解酶同工酶 L1 水平上升，谷胱甘肽 S-转移酶 P 水平下降，剂量和时间依赖性诱导人胃癌 SNU-484 细胞凋亡。

许云霞等[25]采用噻唑蓝(MTT)法检测细胞增殖活性，流式细胞仪、形态学方法和线粒体膜电位分析高良姜素对 SGC-7901 细胞周期循环和凋亡的影响来探讨高良姜素对人胃癌 SGC-7901 细胞增殖抑制和凋亡诱导作用及可能机制。在作用浓度为 40-200 μmol/L 时，高良姜素对 SGC-7901 细胞有显著的增殖抑制作用，并呈现剂量-效应和时间-效应依赖关系；作用 24 h、48 h 和 72 h 时，IC_{50}分别是 160 μmol/L、100 μmol/L 和 70 μmol/L；高良姜素作用 24 h 后，G_2/M 期细胞比例从 4.40%增加到 18.31%。高良姜素作用后细胞呈现典型的凋亡形态学特征，线粒体膜电位明显降低，160 μmol/L 高良姜素作用 24 h、48 h 时，凋亡细胞比例从 2.6%和 4.3%增加至 27.4%和 65.6%。结果表明高良姜素可能通过干扰细胞周期循环和介导线粒体功能障碍，诱导细胞凋亡，从而抑制胃癌 SGC-7901 细胞的生长。

5. 抗黑色素瘤　通过 JC-1 染色法发现高良姜素可以中断线粒体膜电位。蛋白印迹分析表明，高良姜素通过抑制 B16F10 细胞中半胱天冬酶-9 酶原、半胱天冬酶-3 酶原和 PARP 的信号通路来诱导细胞凋亡。进一步研究发现，高良姜素可时间、剂量依赖性地显著诱导磷酸化-P38 丝裂原活化蛋白激酶(MAPK)的激活，实验证明这可能是高良姜素对黑色素瘤的细胞毒性的作用机制[26]。高良姜素通过 F-肌动蛋白的重排减弱细胞黏附、细胞扩散和细胞活性。分子研究表明，高良姜素可剂量依赖性地降低粘着斑激酶(FAK)mRNA 及其蛋白表达水平。此外，高良姜素减弱 FAK(Tyr397)蛋白的磷酸化。瞬时转染研究表明，高良姜素抑制 FAK 基因转录，表明 FAK 表达可能是高良姜素的潜在靶标。B16F10 黑素瘤荷瘤 C57BL/6J 小鼠肺部肿瘤群落的形成情况进一步证实高良姜素具有抗肿瘤细胞转移作用[27]。

彭晓明等[28]利用 Transwell 技术建立 A375-HaCaT 共培养体系，以 0.1、0.5、1.0、5.0、10 μg/ml 纯度为 70%和 90%的高良姜素作用于共培养模型，MTT 比色法检测细胞增殖，NaOH 裂解法测定黑素含量，多巴氧化法测定酪氨酸酶活性，ELISA 法检测 HaCaT 细胞因子干细胞生长因子(SCF)、内皮素(ET)-1 的表达来研究不同纯度高良姜素对人黑色素瘤细胞-人永生化角质形成细胞(A375-HaCaT)共培养模型中黑素细胞增殖及黑素合成的影响。结果 A375-Ha Ca T 共培养模型中的 A375 细胞生长良好，0.1、0.5、1.0、5.0、10 μg/m L 纯度为 70%和 90%的高良姜素对共培养体系中的 A375 细胞增殖、酪氨酸酶活性及黑素合成均具有上调作用。各纯度高良姜素浓度≥0.5 μg/ml 时，能够提高 HaCaT 细胞中的 ET-1 和 SCF 等细胞因子的表达水平，且纯度 70%的高良姜素作用强度优于 90%的高良姜素。研究结果表明高良姜素能显著促进 A375-HaCaT 共培养模型中 A375 的细胞增殖及黑素合成，其作用机制可能与高良姜素上调 HaCaT 细胞中的 ET-1 和 SCF 等细胞因子的表达水平有关。

6. 抗白血病　Tolomeo 等[29]发现高良姜素可使细胞停滞在 G0-G1 期，并降低视网膜母细胞瘤蛋白(pRb)、细胞周期蛋白依赖性激酶 4(cdk4)、cdk1 和周期素 B(cycline B)的水平，且能够诱导白血病 Bcr-Abl 细胞的单核细胞分化，并显著增加敏感/耐药伊马替尼 Bcl-Abl 细胞系中伊马替尼的细胞凋亡活性。实验结果表明其抗白血病机制可能与下调凋亡抑制蛋白 Bcl-2 水平有关。

7. 抗增殖　姜素的抗增殖作用具有量效和时效关系，主要与细胞膜损伤呈进行性相关，也与二倍体 DNA 含量的升高及 caspase-3 活性形式的表达呈进行性相关。这样的细胞毒性可能用于预防癌症[30]。

宋宇等[31]体外培养人骨肉瘤 MG-63 细胞株，给予不同浓度的高良姜素处理 24 h，MTT 法测定细胞活力，流式细胞仪分析细胞周期，Annexin V-FITC/PI 双标记法测定细胞凋亡，Western blot 分析 Caspase-3、Cytochrome C 及 Bcl-2 蛋白表达观察高良姜素对人骨肉瘤 MG-63 细胞增殖的影响并探讨其机制。高良姜素可导致人骨肉瘤 MG-63 细胞发生凋亡并抑制其增殖，其作用具有浓度依赖性，在 80 mM 最为显著；同时可改变细胞周期分布。与对照组相比，80 mM 高良姜素处理 24 h 后 MG-63 细胞活力降低、凋亡率增加($P<0.01$)；G0/G1 期百分比增高，S+G2+M 期百分比降低($P<0.01$)；Caspase-3、Cytochrome C 表达增加，Bcl-2 表达降低($P<0.01$)。研究结果表明高良姜素可诱导人骨肉瘤 MG-63 细胞发生凋亡、抑制其增殖，并改变细胞周期分布，其作用与线粒体途径相关。

8. 抗食管癌　王竹君等[32]探讨在体外高良姜素对人食管鳞癌 KYSE-510 细胞的抑制作用以及可能的作用机制。MTT 结果表明，高良姜素对人食管鳞癌 KYSE-510 细胞具有很强的生长抑制作用。光学显微镜、激光共聚焦显微镜以及流式细胞仪的分析结果表明，高良姜素可诱导 KYSE-510 细胞分化。荧光定量 RT-PCR 和 Western 印迹分析结果表明，高良姜素诱导 P21waf1、抑制细胞周期蛋白 B1 和细胞周期蛋白 D1 的表达，推测上述基因可能是高良姜素实现细胞分化诱导作用的靶基因。

高良姜素对人食管癌细胞的抑制作用，很可能通过多种作用机制实现，如诱导细胞周期停滞、细胞分化。

(二)抗氧化

研究发现，高良姜素可以防止氧化损伤[33-35]。高良姜素可抑制果糖诱导模型小鼠的血浆葡萄糖、胰岛素和甘油三酯水平的上升并改善胰岛素敏感性，经高良姜素治疗后下调肿瘤坏死因子 α(TNF-α)、白细胞介素-6(IL-6)、mRNA 和 TNF-α 蛋白的水平以及肝脏转化生长因子-β1(TGF-β1)水平。实验发现，果糖喂养小鼠 60 d 后，小鼠出现胰岛素抵抗性，过氧化产物增多且抗氧化水平降低。经高良姜素治疗后可提高胰岛素敏感性和抗氧化能力，并降低这种高糖饮食模式肾损害的代谢综合征，这表明高良姜素可规范血糖和胰岛素水平，并呈现剂量依赖性。高良姜素也可以改善小鼠海马体的过氧化损伤程度，增强 Na^+/K^+-ATP 酶的活性，调节细胞外信号调节激酶-反应元件结合蛋白(ERK-CREB)信号通路中相关酶的表达，对小鼠认知功能障碍具有保护作用。

高良姜素能明显改善 H_2O_2 损伤后的 A375 细胞形态，显著提高人 A375 黑素瘤细胞的存活率。与模型组相比，高良姜素给药后均能提高 A375 细胞 T-AOC、CAT\SOD 和 GSH-Px 活力($P<0.05$)，而 MDA 和 NOS 明显降低($P<0.05$)。结果表明高良姜素对 H_2O_2 诱导的 A375 细胞氧化损伤具有保护作用[30]。

Cholbi 发现高良姜素可对抗 CCl_4 引起的大鼠肝细胞微粒体的脂质过氧化[37]；Myara 等用阴离子交换层析法来研究一些可能对 Cu^{2+} 介导的低密度脂蛋白 (LDL)氧化起抑制作用的物质[38]，高良姜素在此试验中表现出比丙丁酚还强的抗氧化性能。Rapta 等在乙腈溶液中用循环电量法对从蜂胶中分离出来的黄酮类化合物的氧化还原性能进行了考察，在试验中选择质子惰性的溶媒使介质反应降到最低，结果发现包括高良姜素在内的几种黄酮化合物表现出很强的抗脂质过氧化活性[39]。

高良姜素预处理能显著降低丝裂霉素(MMC)诱发的小鼠网织红细胞微核化(MNRETs)发生的频率。低剂量高良姜素(0.1 mg/kg)预先连续 7d 给药能显著抵抗 MMC 致畸作用。研究者认为丝裂霉素 C 是一种烷化剂，在体内发挥与 DNA 交联的作用，高良姜素清除自由基的功能减弱了 MMC 的致畸性[40]。博莱霉素诱导的小鼠脾脏淋巴细胞染色体发生畸变，高良姜素可对抗致癌物引起的基因毒性，也与其抗氧化活性紧密相关[41]。

(三)抗炎

炎症和氧化应激反应在急性肺损伤的发病机制中起着很大的作用，高良姜素给药后剂量依赖性地降低氧化应激和炎症反应的生化指标，改善氧合和肺水肿过程，这种保护作用可能与抑制 NF-κB 和下调 HO-1 有关[42]。Zha 等[43]通过建立卵清蛋白诱导的小鼠气道炎症模型，发现高良姜素剂量依赖性地抑制小鼠肺泡灌洗液中总细胞数、嗜酸性粒细胞数和 IL-4、IL-5、IL-13 水平的增加，降低血清中卵清蛋白特异性免疫球蛋白的水平，也可减弱气管高反应症状(AHR)和嗜酸性粒细胞浸润和杯状细胞增生，降低肺组织中 iNOS 的表达和血管细胞黏附蛋白-1(VCAM-1)水平。同时高良姜素还可抑制模型组小鼠 NF-κB 的 p65 蛋白亚基磷酸化以及肺组织中 p65 蛋白的核转位。高良姜素通过 NF-κB 的负调控作用消除了卵清蛋白诱导的气管炎症。Huh 等[44]在胶原诱导的关节炎小鼠模型中，高良姜素给药治疗后显著降低关节炎的临床评分、水肿和疾病的严重程度，且没有毒性。研究发现高良姜素可广泛地抑制软骨和骨的侵蚀性变化、滑膜发炎以及滑膜增生和血管翳的形成。高良姜素在胶原诱导的关节炎小鼠中通过减弱 NF-κB 受体活化因子配体诱导激活应激活化蛋白激酶(JNK)、P38 和 NF-κB 通路，来抑制破骨细胞性骨破坏和破骨细胞前体中破骨细胞的生成。Kim 等[45]在研究高良姜素抗过敏性炎症的作用机制时发现，高良姜素可通过阻断组胺的释放和促炎症细胞因子的表达来下调肥大细胞引起的过敏性炎症。Choi 等[46]研究发现高良姜素也能抑制肥大细胞对耳的浸润以及降低血清组胺水平。局部应用后通过下调 NF-κB 和丝裂原活化蛋白激酶水平抑制细胞因子和趋化因子的表达，从而减轻特异性皮炎样皮肤损害症状。

(四)抗肥胖

Kumar 等[47]连续 6 周喂养自助餐(CD)饲料建立雌性大鼠肥胖模型，通过测定三油酰甘油酯中十八烯酸的释放来确定高良姜素在体外对胰脂肪酶的抑制作用。高良姜素可以抑制 CD 引起的体重增加、能量摄入以及子宫旁脂肪组织重量增加。此外，高良姜素还可显著降低血脂、肝重、脂质过氧化、肝脏甘油三酯的积累。高良姜素的抗肥胖作用可能与抑制胰脂肪酶、降血脂和抗氧化作用有关。

(五)抗缺氧和调节平滑肌收缩

Dambros 等[48]将猪膀胱平滑肌安置于有张力传感器的小器官浴槽中，并在 1.5 h 内重复进行每 5 min 15 s、32 Hz 的刺激，或者在低氧/低血糖的条件下进行再灌注。将不同浓度的高良姜素加入灌注液，发现高良姜素可以部分防止收缩反应的减弱，其作用机制可能是通过 L-型钙离子通道来降低电场刺激和低氧/低血糖条件下进行再灌注对膀胱逼尿肌神经的损伤。Dambros 等[49]采用猪逼尿肌组织进行实验时，发现高浓度的高良姜素抑制猪膀胱平滑肌的收缩，这种作用可能与抑制钙离子内流和调制细胞内钙运动有关。所以高良姜素可能是通过 L-型钙离子通道来实现其对猪膀胱平滑肌收缩的抑制作用。高良姜素也可通过内皮依赖性机制、一氧化氮以及内皮非依赖性机制来减弱大鼠主动脉环的收缩力，并通过细胞膜抑制钙流动[50]。

(六)抗菌、抗病毒

Cushnie 等[51]以 4-喹诺酮耐药/敏感的金黄色葡萄球菌为实验菌株，使用琼脂稀释法对高良姜素的抗菌活性进行了评估。经测定，高良姜素对这些菌株的最小抑制浓度(MIC)大约为 50 μg/ml。而其中一个菌株其具有的 GrlB 基因的亚基氨基酸替换成了拓扑异构酶 IV，对高良姜素的易感性增加，因此拓扑异构酶 IV 可能与高良姜素的抗菌作用有关。蜂胶的乙醇提取物对葡萄球菌、肠道球菌、棒状杆菌等均有较强的杀伤作用，推测与蜂胶中黄酮类物质高良姜素有关[52]。巴西各地区产的蜂胶醇提物均具有抑制引起龋齿的链球菌变种中葡萄糖转移酶活性的作用[53]。从一种南非土著常用于治疗感染的蜡菊属植物 *Helichrysum aureonitens* 中分离得到的高良姜素同样也被证实具有抑制格兰氏阳性菌、抗真菌[54]、抗滤过性病原体[55]的活性。此外，Amoros 等[56]研究发现蜂胶中分离得到的高良姜素具有很强的体外抗单纯性疱疹病毒的作用。比较了高良姜素、山柰酚、槲皮素对 Vero 细胞对单纯疱疹病毒(HSV-1)的抗病毒活性，发现高良姜素的活性最强，在 10.8 μg/ml(1/4 CC_{50})的浓度病毒滴度下降 2.3 $\log_{10}$。Meyer 等[55]发现高良姜素对 HSV-1 和柯萨奇 B 组病毒(COX B1)在 12-47 μg/ml 浓度范围即能发挥较强的抗病毒活性。

在 Denny 等[57]的研究中，高良姜素对金属 β-内酰胺酶具有抑制作用，晶体结构分析显示高良姜素的构型能接近该酶的活性位点，从而抑制酶活性的发挥，提示联合使用高良姜素与 β-内酰胺类抗生素能抑制对 β-内酞胺类抗生素耐药的菌株。

(七)促黑色素生成

Huo 等[58]在 C57BL/6 小鼠背部区域(2cm×2cm)经脱毛处理后连续 60 d 每天给予 2 ml 2.5% 的对二苯酚溶液，复制白癜风小鼠模型，造模结束后的第 30 d 开始灌胃给予高良姜素，剂量为 0.425 mg/kg 和 4.25 mg/kg，为期一个月。与模型组相比，阳性对照组(8-甲氧基补骨脂素，8-MOP)和两种剂量下的高良姜素给药后使得小鼠毛发的颜色得以恢复，并且含有黑色素的毛囊数量增加。高良姜的高剂量组(4.25 mg/kg)使得模型小鼠皮肤基底层的黑色素细胞和含黑色素的表皮细胞的数量显著增加。研究结果表明，高良姜素可以通过调节酪氨酸酶的浓度及其蛋白表达、丙二醛的活性和胆碱酯酶的浓度来改善由对二苯酚诱导的白癜风小鼠模型症状。

霍仕霞等[59]研究不同质量分数高良姜素对人黑色素瘤 A375 细胞黑素合成及酪氨酸酶基因(TYR)、酪氨酸酶相关蛋白-1(TRP-1)、酪氨酸酶相关蛋白-2(TRP-2)mRNA 和蛋白表达的影响。发现 90%高良姜素浓度为 1.0～10.0 μmol/L 对 A375 细胞具有显著的促增殖作用($P<0.01$)，而在浓度为 20.0 μmol/L 时，无促 A375 细胞增殖作用($P>0.05$)，浓度为 0.5～20.0 μmol/L 均能促进酪氨酸酶活性的升高（$P<0.05$、0.01），浓度为 1.0～20 μmol/L 具有显著促进黑素升高的作用（$P<0.05$、0.01），且随着浓度的增加呈增强趋势；99%高良姜素浓度在 0.5～20.0 μmol/L 具有显著促进 A375 细胞增殖和酪氨酸酶活性升高作用（$P<0.01$），而对黑素合成无促进作用（$P>0.05$）。90%高良姜素对 TYR、TRP-1 mRNA 表达基本无影响，1.0 μmol/L 时上调 TRP-2 mRNA 表达（$P<0.05$）；99%高良姜素能上调 TYR、TRP-1 及 TRP-2 mRNA 表达；两者均促进 TYR 蛋白表达，但对 TRP-1 及 TRP-2 蛋白表达基本无影响。表明 99%高良姜素能够促进 A375 细胞增殖及酪氨酸酶活性升高，可能是通过上调 TYR、TRP-1、TRP-2 的 mRNA 表达和 TYR 蛋白表达实现的；而 90%高良姜素能够显著促进细胞增殖、酪氨酸酶活性升高及黑素增加，表明 90%高良姜素能够促进黑素的合成，但不是通过调节 TYR、TRP-1、TRP-2 的 mRNA 表达，可能是通过促进 TYR 蛋白表达实现的。

白癜风是一种色素障碍性疾病，表现为皮肤脱色而影响容颜。白癜风发病可能与多巴胺代谢紊乱有关。多巴胺可以通过氧化应激诱导黑素细胞的凋亡。因此如何阻止多巴胺对黑素细胞的损害是白癜风治疗的一个靶点。彭晓明[60]等研究发现高良姜素各剂量组均可显著提高受损 A375 细胞存活率，降低细胞中 MDA 生成及促进 SOD 酶活性。0.5 μg/ml 的高良姜素对 A375 细胞凋亡保护不明显，随着给药浓度的增大，其细胞凋亡作用逐渐增强。此外，0.5μg/ml，1.0μg/ml，2.0 μg/ml 的高良姜素对 A375 细胞 Bcl-2 基因的转录均具有上调作用。表明高良姜素对多巴胺诱导的 A375 细胞凋亡具有显著保护作用，其作用机制可能与其降低细胞 MDA 产生、促进 SOD 酶活性及上调 Bcl-2 基因的转录水平有关。

高莉等[61]采用 2.5%氢醌涂抹小鼠背部剃毛后的区域以诱导白癜风动物模型，分光光度法测定血清中的酪氨酸酶（TYR）、丙二醛（MDA）水平及胆碱酯酶（CHE）活性，分别采用 HE 染色法、多巴特殊染色法、Lillie 染色法观察不同质量分数高良姜素对小鼠皮肤含黑色素毛囊数、基底层黑素细胞数和含黑素细胞表皮细胞数的影响；采用免疫组化法检测小鼠皮肤中 TYR 蛋白表达研究不同质量分数高良姜素对氢醌诱导白癜风小鼠模型的影响。结果模型组小鼠背部毛发颜色明显较对照组小鼠白，2.5%氢醌诱导后，模型小鼠含黑色素的毛囊数、基底层黑素细胞和含黑素颗粒表皮细胞数量明显较对照组低。经过高良姜素治疗后，小鼠背部毛发颜色由白变黑；与模型组相比，高良姜素治疗组的小鼠皮肤含黑色素毛囊数量明显上升（$P<0.01$）；4.250 mg/kg 90%高良姜素组基底层黑素细胞数和含黑素颗粒表皮细胞数显著上升（$P<0.05$、0.01），皮肤 TYR 蛋白表达也显著升高（$P<0.05$）；0.425、4.250 mg/kg 90%高良姜素能够显著升高小鼠血清 TYR 水平，降低 MDA 水平及 CHE 活性（$P<0.05$、0.01）；4.250、42.500 mg/kg 99%高良姜素显著提高基底层黑素细胞数（$P<0.01$）；4.250 mg/kg 99%高良姜素能够显著提高含黑素颗粒表皮细胞数（$P<0.05$），降低血清 CHE 活性（$P<0.01$）。99%高良姜素 3 个剂量均能够升高血清 TYR 水平（$P<0.05$、0.01），0.425、4.250 mg/kg 99%高良姜素降低血清 MDA 水平（$P<0.01$）。研究结果表明不同质量分数的高良姜素均能够改善氢醌诱导的小鼠白癜风症状，其作用机制可能是提高 TYR 活性，降低机体的 MDA 和 CHE 水平，但两者的治疗效果及作用机制存在一定的差异。

（八）抗胃溃疡

李芳等[62]利用大鼠幽门结扎胃溃疡模型、小鼠酒精性胃溃疡模型以及大鼠消炎痛胃溃疡模型研究高良姜素对动物实验性胃溃疡的作用，发现与对照组比较，高良姜素对大鼠幽门结扎型胃溃疡有明显防治作用，高良姜素低剂量和高剂量组（50 mg/kg 和 200 mg/kg）对小鼠酒精型胃溃疡有明显的防治作用，高良姜素各给药组对大鼠消炎痛型胃溃疡模型无明显药效。

（九）止痉

Hammad 等人研究了 11 种黄酮类化合物对大鼠离体回肠的作用，发现高良姜素对鼠离体回肠的收缩、强直有最显著的抑制作用[63]。

(十)改善学习记忆

采用皮下注射*D*-半乳糖制备小鼠衰老模型。用Morris水迷宫和电跳台法测试小鼠的学习记忆能力，用生物化学方法测定大脑海马超氧化物歧化酶(SOD)、谷胱甘肽过氧化物酶(GPx)、过氧化氢酶(CAT)活性和丙二醛(MDA)含量探讨高良姜素对*D*-半乳糖致衰老小鼠学习记忆能力的改善作用。结果与正常对照组比较，模型组学习记忆能力减退，大脑海马SOD、GPx、CAT活性降低，MDA含量增高。与模型组比较，高良姜素高、低剂量组均能显著改善衰老小鼠学习记忆能力，提高小鼠海马内SOD、GPx、CAT活性，降低MDA含量。结果表明高良姜素能显著改善*D*-半乳糖致衰老小鼠学习记忆能力，提高大脑海马区SOD、GPx、CAT活性，降低MDA的含量，具有较好的抗氧化能力[64]。

高良姜素作为天然黄酮类化合物，具有广泛的药理活性，被认为是有前景的化学预防剂和抗微生物药物。恶性肿瘤一直是严重威胁人类健康的主要疾病，从天然植物中寻找活性成分是预防肿瘤的发展方向。高良姜素的抗肿瘤活性日益受到关注，但其抗肿瘤机制的研究还不深入，动物水平抗肿瘤活性的研究亟待考察。同时高良姜素与传统化疗药物合用有望提高和改善肿瘤治疗效果。加强对其抗肿瘤活性的研究及机制探讨具有重要意义。高良姜素化学结构的改造也为今后获得活性更高、作用特异性的化合物奠定基础。

从中药的角度来看，高良姜素是温里中药高良姜中的成分之一。以上综述的药理药效学研究在一定程度上佐证了高良姜“温中、散寒、止痛、解痉，用治脘腹冷痛、呕吐、泄泻、食积腹痛、牙痛等”的功效应用。而且，对高良姜素产品的开发利用也日趋增多，因其具有多种药理活性且效果显著，故有望开发成为新药或保健品服务于人类，具有重要的研究价值及应用前景。但是，高良姜素的药理活性研究大部分处于实验阶段，虽然对人体没有毒性但是有效作用剂量很高，想要开发成新药还有许多问题需要解决，仍有待于进一步的研究。新药的开发和研制是一项十分严谨而细致的工作，对高良姜素进行更深层次的药代动力学以及制剂研究才能保证其在临床用药方面的安全。在完备的实验研究基础上，进行临床试验及研究，可能有助于高良姜素药品的开发和利用，发挥其治疗和康复作用。

三、高良姜的药代动力学研究

(一)引言

中药药代动力学是借助药代动力学原理，研究中药活性成分、组分、中药单方和复方在体内吸收、分布、代谢和排泄的动态变化规律及其在体内的时间-量效关系，并用数学函数进行定量描述的一门边缘学科。中药化学成分复杂，含有许多结构不明确的组分，其药效是多种成分、多条途径、多个靶点协同作用的结果，并不是简单地药效叠加，其药代动力学研究不同于结构单一的化学药。中药药代动力学研究也经历了中药单一标志性成分的药代动力学研究到中药多组分、多靶点的药代药效评价。随着现代药代动力学学科的发展，新技术的不断渗透以及与交叉学科的结合，药代动力学研究已经成为创新药物研发链上不可分割的重要组成部分。中药药代动力学研究也不再局限于对中药有效成分的体内经时过程与吸收、分布、代谢和排泄动态变化规律的定量描述性研究，中药药代动力学在中药现代化研究链上发挥着“桥梁学科”的作用，在中药体内药效物质基础，多组分、多靶点作用模式与机制，方剂组分配伍机制等关键科学问题研究中均起着重要作用[65, 66]。

关于中药药代动力学的研究方法主要有以下两大类[2]

1. 血药浓度法 就是通过研究中药中已明确作用机制的有效成分在体内血药浓度随时间变

化，经药动学软件处理得出相关药动学参数。该方法通常使用气相色谱(GC)、气相色谱-质谱联用(GC-MS)、高效液相色谱(HPLC)、超高效液相色谱(UPLC)、液相色谱-质谱联用(LC-MS)、液相色谱-质谱/质谱联用(LC-MS/MS)等技术手段。体内药物浓度法的优点在于精确、适应性广，对于有效成分明确的中药，能得出准确的药动学参数，可进行系统的药代动力学研究，对于临床用药有很好的指导意义。

2. 生物效应法 主要是对于一些化学成分未知、作用机制不明确的中药。主要有：根据药物体内浓度与时间建立起的时间-量效关系曲线分析药物体内变化的药理效应法。以药代动力学中的多点动态检测为基本原理，采用动物急性病死率与药物体内蓄积程度测定相结合的毒理效应法，但该方法仅适用于药理效应与毒理效应相同的中药，以药物毒性指标反映药代动力学规律，主要是为了指导药物合理安全使用，并不能代表有效成分的药代动力学。微生物指标法，在琼脂平板中放置含有抗菌药的试验菌株，观察细菌扩散产生的抑菌直径，采用统计学软件处理数据，计算其与抗菌药物浓度是否呈现某种数量关系，利用房室模型计算中药药代动力学的相关数据。该法适用于具有抗菌活性的中药及其复方制剂的抗菌药效评价。这些方法创新性地通过生物效应检测体内药物的含量变化，是结合中医科学理论与中药辨证论治的新型研究方法。

中药有效成分的药代动力学还有一些特殊性，它们通常在生物体内发生广泛代谢，许多中药有效成分实际上为前体成分，主要是其活性代谢产物发挥药效作用。还有许多中药有效成分虽然体内外实验均证明具有确切药效作用，但原形成分的在血液系统暴露水平极低，而在体内发生广泛代谢。这种表观上的药代、药效的矛盾现象，是在中药有效成分及创新中药研发中经常遇到的问题。中药药代动力学研究的最终目标是服务于创新中药与现代复方中药研发及临床合理用药，利用现代药代动力学研究技术成果，进行中药药代动力学研究，应当重视中药多组分、多靶点作用的特性，建立符合中药复杂特征的药代动力学研究与评价技术体系，这无疑是中药药代动力学研究的发展方向。

药物暴露(drug exposure)是药物剂量与药物疗效、毒副作用之间相互联系的纽带。药物体内暴露是指药物或其活性代谢产物(active metabolite)体内浓度的经时变化，反映的是给药后药物在体内的动态水平，与药物的吸收(absorption)、分布(distribution)、代谢(metabolism)和排泄(excretion)(简称ADME)密切相关。用于评价药物暴露的参数通常包括生物利用度(F)、血浆药物浓度-时间曲线下面积(AUC)、峰浓度(C_{max})、谷浓度(C_{min})、稳态药物浓度(C_{ss})、疏点药物浓度(sparse plasma concentrations)、半衰期($t_{1/2}$)等。实验目的、实验设计不同，评价参数也随之调整。中药多成分系统暴露研究的重要性不言而喻，但是这项研究如上所述面临诸多困难。

中药与化学药物药代动力学分析相比，体内药物分析在灵敏度和选择性等方面有较高的要求。因此，中药药代动力学体内药物分析具有这样的特点：干扰杂质特别多；可供分析的样品量少，尤其是在连续测定过程中，很难再度获得完全相同的样品；样品内待测组分浓度低，一般为10^{-6}、10^{-9}的数量级，且浓度变化幅度大；需要大量的数据处理和分析。能够同时满足分离效能高、灵敏度高、选择性高的分离、检测和分析工具是必需的。液相色谱-质谱联用技术可实现多组分分离、检测同时进行，以及痕量药物成分分析，对复杂的中药药代动力学研究来说无疑是有力的工具。在单味中药有效成分药代动力学、复方中药有效成分药代动力学，以及以服用中药后体内所有代谢物为研究对象的代谢组学这三方面的研究中占有极其重要的地位，它具有高灵敏度和高选择性，实现了多组分同时检测分析，无疑为化学成分复杂的中药研究注入了强大动力，拓宽了中药研究的深度和广度[67, 68]。

高良姜的药代动力学研究的相关文献较少，只有高良姜素单体、高良姜提取物中高良姜素和高良姜复方中的高良姜素血浆药代动力学方面的初步研究，且大多采用高效液相法测定血浆高良姜素含量。

（二）高良姜素的药代动力学

在食物（如水果、蔬菜、茶和酒）和中药中普遍存在着黄酮类成分。流行病学研究表明这些黄酮类化合物的摄入和某些疾病如心血管风险和人类神经退行性疾病和某些癌症具有负相关关系[69-71]。黄酮类化合物具有抗氧化活动、心血管保护、神经保护抗炎、抗肿瘤活性。现代药理学研究对黄酮甙元（如槲皮素、山柰酚）做了大量的药理活性评价[72]。然而，黄酮类化合物一经摄，就要经过肠道和肝脏部位的甲基化、葡萄糖醛酸化、硫酸化等首过代谢作用，导致在体内的原形成分浓度非常低[73]。因此，黄酮类化合物的准确而完整药代动力学（PK）信息对给药后在血液中循环的未被代谢的化合物和/或二相结合产物的药理活性评价是非常有用，可增进对到达靶部位化合物的了解。

高良姜素是高良姜的主要活性成分之一，具有多种药理活性。高良姜素（20～80μmol/L）通过抑制 β-链蛋白（β-catenin）转录（CRT）、下调 β - catenin 细胞内水平以及抑制 β-catenin/T 细胞因子依赖基因的表达而抑制 CRT 阳性癌细胞增殖。此外，高良姜素 3-，5-和 7-位的羟基基团是高良姜素介导的 β-catenin 降解的关键部分[74]。高良姜素（≥10 μmol/L）显著地抑制 TNF α 诱导的人主动脉内皮细胞黏附分子的表达，其必要部分为 A 环 5，7-二羟基基团[75]。在炎症反应中，高良姜素（50 μmol/L）抑制 iNOS mRNA 的表达以及 COX-2 的转录[76]。在膜结合中，高良姜素分子中羟基的数量和位置在脂质双分子层烷基链相关反应中发挥重要作用[77]。人肝细胞的体外研究也证明了高良姜素主要发生了葡萄糖醛酸化和硫酸酯化反应，尤其以葡萄糖醛酸化反应更显著[78]。但是，相对高浓度高良姜素的体外细胞研究不能直接外推到体内的情况。口服高良姜素（20 mg/kg）能有效减小苯并芘引起的雄性瑞士白化病鼠异常情况，主要是通过增强 I 相药物代谢酶活性、脂质过氧化水平、组织标记酶以及降低Ⅱ相代谢酶活性、抗氧化剂水平、肺泡和细支气管损伤、细胞恢复体内平衡的能力[79]。腹腔内注射的高良姜素（5 mg/kg 和 15 mg/kg）剂量依赖性地抑制卵蛋白致敏引起的 BALB/c 小鼠总细胞数目、嗜酸性粒细胞数以及支气管肺泡灌洗液中 IL-4、IL-5 和 IL-13 水平的增加。卵蛋白致敏的小鼠肺细胞中，高良姜素阻断 κB 降解，NF-κB p65 亚基磷酸化和 p65 亚基的核转位[77]。总的来说，体内药理研究也证实了高良姜素具有多方面的生物活性。但是，给药后，高良姜素在动物和/或人体内的系统暴露仍然在很大程度上是未知的，高良姜素药理活性的药效物质是高良姜素本身还是其体内代谢产物尚未被明确阐明。要明确两者之间的关系，就必须要搞清楚高良姜素及其代谢物的药代动力学行为特点。

1. 高良姜素的吸收　马丽萍[80]曾用 SD 大鼠初步研究了高良姜素在体内的吸收。通过建立高良姜饮片的 HPLC 指纹图谱的检测方法，探讨分别以高良姜饮片提取物及高良姜素单体灌胃后大鼠血浆中的高良姜素变化情况。按 2 ml/100 g 剂量给大鼠灌胃高良姜饮片醇提取物（相当于原药材 2 g/ml）和高良姜素单体供试液（1 mg/ml），高良姜饮片醇提取物组血药浓度在 2.5 h 达到峰值，高良姜素单体药物组血药浓度在 1.5 h 达到峰值。值得注意的是，血药浓度突然达到峰值，而其余采血点的血药浓度都非常低。

胡军林等[81]研究了高良姜素在大鼠体内吸收机制。在研究中，他们采用大鼠在体单向肠灌流吸收实验模型，以质量法校正灌流液体积，建立了反相高效液相色谱法测定灌流液中高良姜素浓度。取雄性 SD 大鼠的十二指肠、空肠、回肠和结肠各 10 cm，生理盐水清洗后，将黏膜层翻出，置于高良姜素溶液（$50\ \mu g \cdot mL^{-1}$）中，37℃孵育 3 h，取出肠段，测定孵育液的高良姜素药物浓度约为孵育各肠段前的 98%以上，此现象说明肠壁对高良姜素无物理吸附作用。

在十二指肠、空肠、回肠和结肠的吸收速率常数 Ka 分别为 $(5.12\pm1.14)\times10^{-2}$，$(2.23\pm1.02)\times10^{-2}$，$(4.61\pm0.75)\times10^{-2}$ 和 $(2.68\pm0.70)\times10^{-2}$ cm/min。经方差分析并对各肠断之间两两比较，高良姜素在十二指肠段和回肠段的吸收要显著高于空肠和结肠段。当表观吸收系数 $Papp>1.2\times10^{-2}$ cm/min 时表示药物易吸收，而当 $Papp<1.8\times10^{-3}$ cm/min 时则表示药物难吸收。高良姜素在 4 个肠段的吸收介于两者之间。

不同浓度高良姜素在肠的吸收情况的也是很有意义。选择小肠最长的部分，即药物吸收的主要场所的回肠段，选用 5 μg/ml、10 μg/ml 和 50 μg/ml 三种浓度的高良姜素进行 K- R 灌流液的肠吸收研究发现，高良姜素在回肠段的吸收不受自身浓度影响，提示高良姜素在肠道的吸收不存在转运饱和现象，从侧面说明可能主要以被动扩散机制进入体循环。此外，胡军林等还考察 P-糖蛋白(P-gp)对高良姜素肠吸收的影响。采用盐酸维拉帕米作为 P-gp 抑制药，含盐酸维拉帕米和高良姜素的 K- R 液作为灌流液，以回肠为灌流肠段。实验结果表明，P-gp 被抑制后高良姜素在回肠段的 Ka 和 P_{app} 与对照组无差异，P-gp 外排蛋白对高良姜素在肠道吸收影响不大。

这些研究表明高良姜素吸收特点比较符合被动转运的方式，可能以被动扩散的转运方式为主。高良姜素的吸收特点，还有待采用体外和体内的方法研究其吸收特点与机制，如 caco-2 体外吸收机制研究、药动学研究(体内的吸收与分布特点)，以进一步深入研究其吸收机制。

2. 高良姜素的在体内的系统暴露和代谢 Yoko Otake 等[82]采用人肝微粒体对高良姜素的代谢进行研究。研究发现，主要是 CYP1A2 和 CYP2C9 参与催化氧化高良姜素生成山柰酚的过程，其代谢机制是高良姜素 4′ 位发生羟基化作用。大鼠肝脏细胞色素 CYP 1A1 可将山柰酚氧化为槲皮素[83]。体外实验研究表明，高良姜素可以被氧化代谢成山柰酚，并进一步转化为槲皮素，见图 6-1。

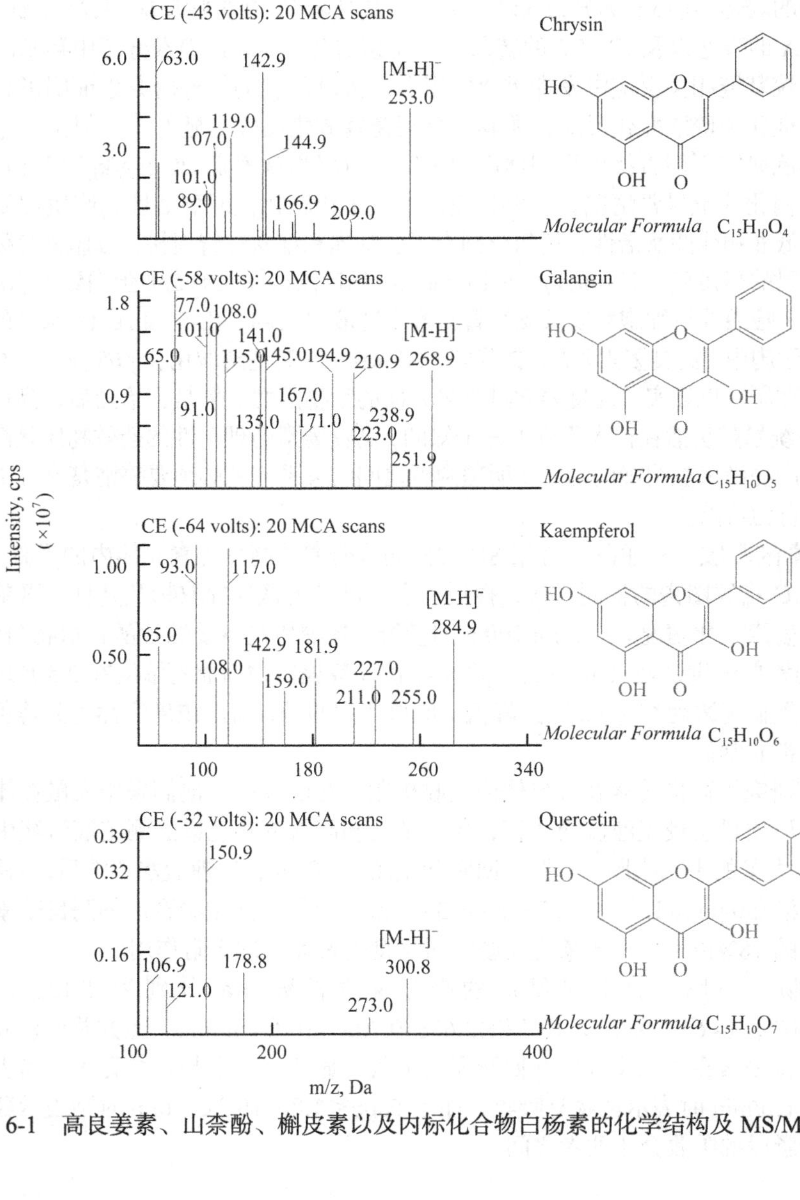

图 6-1 高良姜素、山柰酚、槲皮素以及内标化合物白杨素的化学结构及 MS/MS 图谱

陈峰等[84]对大鼠口服和静脉注射高良姜素在体内的系统暴露进行了研究。该研究采用LC-MS/MS 技术对大鼠血浆中高良姜素及其代谢物进行检测及定量分析。建立了以白杨素为内标的高良姜素 LC-MS/MS 定量分析方法。LC-MS/MS 技术可以根据预测分子量的增加和丢失，确定可能的代谢物，在比较其提取离子色谱图之后，通过平行分析被测样品和对照样品，来检测药物相关化合物的分子质量。一些结合型代谢物裂解会丢失特定的中性分子，从分子离子上丢失的特定质量可以用来特异性地检测不同的结合型代谢物。例如，通过 176 Da，80 Da 和 129 Da 的中性丢失，常常可以分别检测葡萄糖醛酸、硫酸和谷胱甘肽结合物[21]。在该研究中，LC-MS/MS 技术用来检测高良姜素、山柰酚、槲皮素的葡萄糖醛酸和硫酸结合物。高良姜素、山柰酚、槲皮素以及内标化合物白杨素的化学结构及 MS/MS 图谱见图 6-2。

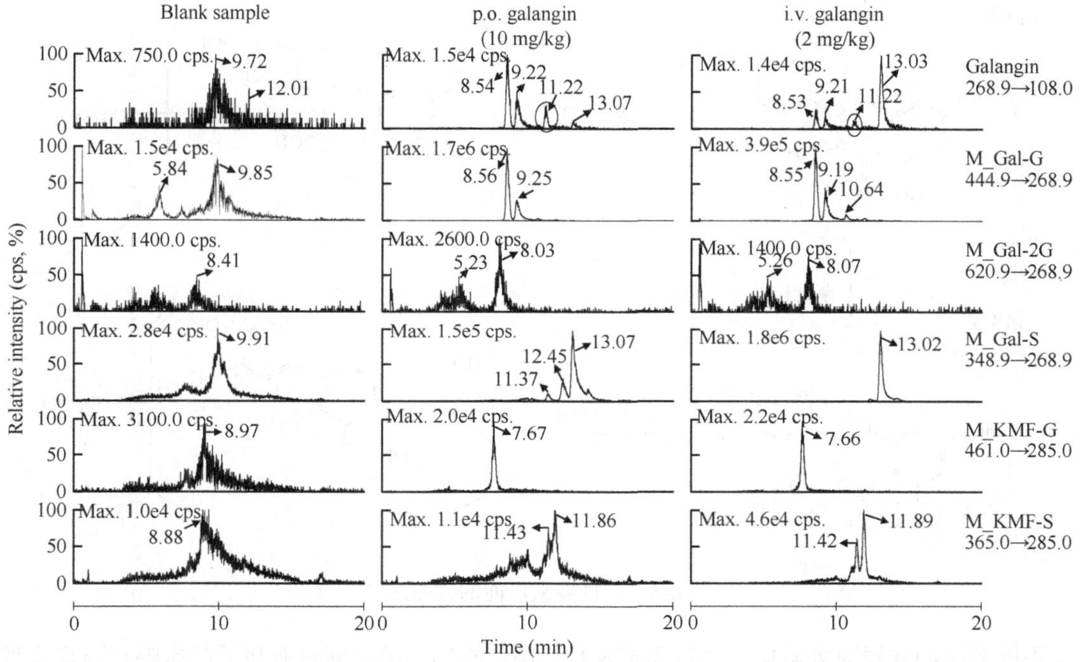

图 6-2　大鼠 *p.o.*(10 mg/kg) 和 *i.v.*(2 mg/kg) 给药后血浆中高良姜素葡萄糖醛酸代谢物和硫酸酯代谢物筛查色谱图

大鼠血浆中高良姜素及其代谢物的定性分析，如图 6-3 所示，血浆样品中的高良姜素的保留时间(t_R)约 11.22 min，两个高良姜素葡萄糖醛酸代谢物的 t_R 分别为 8.54 min 和 9.22 min，这两个代谢物峰均明显高于高良姜素峰。因此，不排除血浆中高良姜素双葡萄糖醛酸代谢物的出现，因为在两个色谱峰(t_R 为 5.23 min，8.03 min)之间也有相对较弱的峰出现。经过 β-葡萄糖醛酸酶水解后，这些峰都消失了，高良姜素从Ⅱ相结合物形式中解离出来，还检测到了高良姜素硫酸酯化代谢物(t_R 13.02 min)。值得关注的是，口服给药后大鼠血浆中的高良姜素葡萄糖醛酸代谢物的峰显著高于高良姜素硫酸酯代谢物的峰，静注给药后的结果却相反。没有检测到高良姜素甲基化产物。理论上，尿苷二磷酸葡萄糖醛酸转移酶(UDP-glucuronyltransferase)和硫酸酯酶可以催化高良姜素的三个羟基(3-，5-和 7-)位点，据此推测，这些被检测的单、双葡萄糖醛酸代谢物的结构将来是能够被解析出来。大鼠血浆中高良姜素的氧化物(槲皮素和山柰酚)没有被检测到，同时高良姜素葡萄糖醛酸化代谢物、高良姜素双葡萄糖醛酸化代谢物、硫酸代谢物和槲皮素葡萄醛酸化-硫酸酯代谢物也没有被检测到。总的来说，大鼠血浆中高良姜素的主要代谢物是葡萄醛酸化代谢物和硫酸酯化代谢物，以及检测到的微量的山柰酚Ⅱ相结合物。

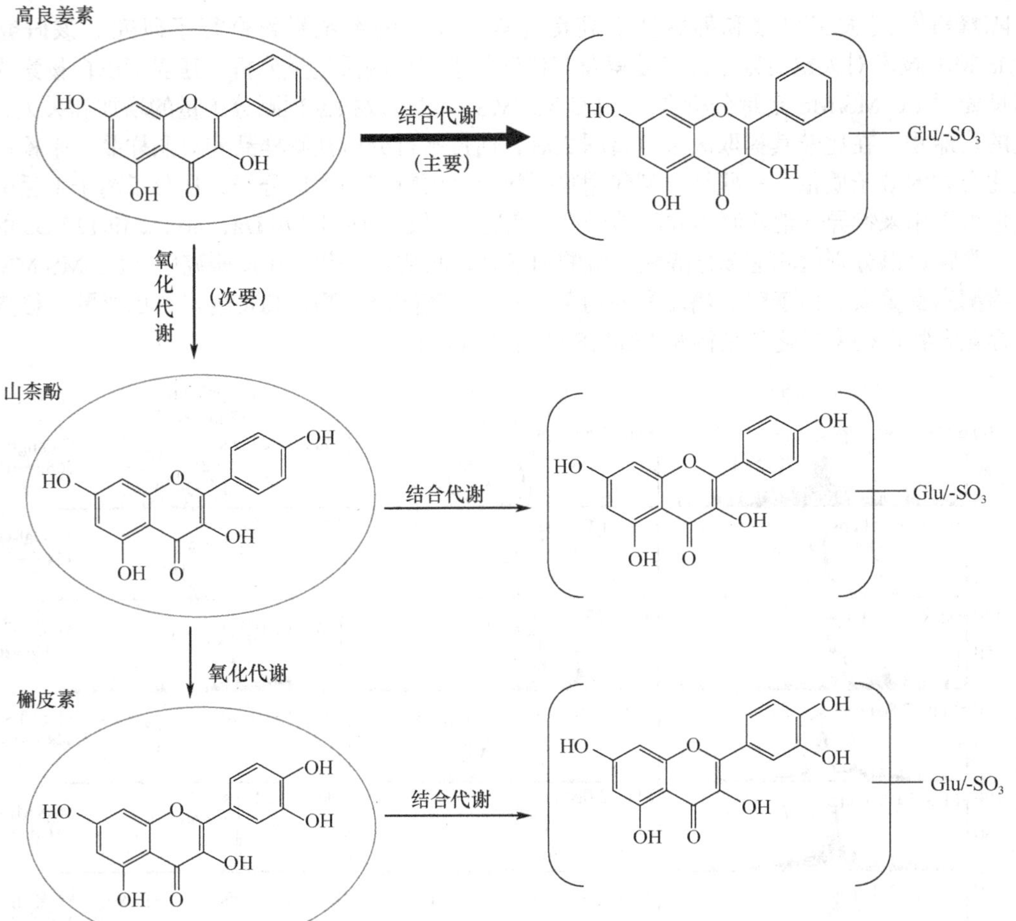

图 6-3　高良姜素可能的代谢途径

不同的给药途径对大鼠血浆高良姜素及其代谢产物的系统暴露具有显著的影响。高良姜素口服给药后在大鼠体内优先葡萄糖醛酸化，而在静注给药后则优先硫酸酯化。在大鼠血浆中能检测到的山柰酚Ⅱ结合物说明高良姜素在大鼠体内发生了氧化反应，只是高良姜素葡萄糖醛酸化和硫酸酯化结合反应更明显。若要阐明大鼠体内高良姜素结合物的结构解析和这些代谢物的生物活性评价仍然需要作进一步深入的研究。

Robert Barrington 等[86]采用 Caco-2 细胞单层模型来研究高良姜素的吸收和代谢。研究发现，高良姜素被吸收后就迅速生成葡萄糖醛酸化和硫酸酯化代谢物。这两类代谢物，尤其是硫酸酯化代谢物随后又被转运到管腔顶端膜和基底侧膜。说明高良姜素在吸收的过程中发生了复杂的代谢变化。

3. 高良姜素体内排泄　马丽萍[80]按 2 ml/100 g 剂量分别给大鼠灌服高良姜饮片醇提物和高良姜素单体溶液，收集灌胃 24 h 内大鼠的尿、粪，建立高效液相色谱测定尿、粪中高良姜素含量的方法。结果在大鼠的尿液和粪便中均检测到了高良姜素原形化合物。灌服给药高良姜饮片提取物的大鼠尿液中高良姜素含量是其粪便中的高良姜素含量的 0.49～1.22 倍，灌服给药高良姜素单体的大鼠尿液含量中高良姜素含量是其粪便中的高良姜素含量的 0.037～0.47 倍。高良姜饮片提取物和高良姜素单体给药后，大鼠的尿、粪中高良姜素含量均比血浆中高。说明高良姜素单体口服给药后，大部分随粪便直接排出体外，而吸收入血再随尿液排除体外的较少，与此相反，高良姜饮片提取物口服给药后，高良姜素吸收入血再随尿液排出体外的量增加，而随粪便排出体外的量则减少，应该是受到了高良姜饮片中所含其他成分的影响，增加了高良姜素的吸收，使高良姜素的体内代谢过程发生了变化。口服给药高良姜饮片提取物的大鼠尿、粪样品的色谱图相比高良姜素单体口服给药的更加复杂。

采用上述陈峰等对大鼠口服和静脉注射高良姜素进行血浆高良姜素及其代谢物进行检测及定量分析的技术方法和条件，对口服和静脉注射高良姜素后的大鼠胆汁和尿液样品中的高良姜素、山柰酚和槲皮素及其结合物进行检测。

在大鼠胆汁中，高良姜素的保留时间(t_R)约 11.20 min，两个高良姜素葡萄糖醛酸代谢物的 t_R 分别约为 8.37 min 和 9.06min，且明显高于高良姜素峰。胆汁中还有高良姜素双葡萄糖醛酸结合物(t_R 约 5.47 min 和 7.89 min)、高良姜素葡萄糖醛酸-硫酸酯结合物(t_R 约 8.50 min)和高良姜素硫酸酯结合物(t_R 约 9.05 min 和 11.69 min)。胆汁中高良姜素主要以多种Ⅱ结合代谢物形式存在，并且口服给药的要比静注给药的含量更高(图 6-4)。在胆汁中也检测到了山柰酚葡萄醛酸化代谢物(t_R 7.54 min)和双葡萄醛酸化代谢物(t_R 4.75 和 6.46 min)(图 6-5)，还检测到了槲皮素葡萄糖醛酸代谢物(t_R 5.82 和 7.94 min)和硫酸酯代谢物(图 6-6)。

在大鼠尿液中，高良姜素的保留时间(t_R)约为 11.20 min，两个高良姜素葡萄糖醛酸代谢物的 t_R 分别约为 8.44 min 和 9.10 min，且明显高于高良姜素峰。胆汁中还含有高良姜素双葡萄糖醛酸结合物(t_R 约 5.13 min 和 7.95 min)、高良姜素葡萄糖醛酸-硫酸酯结合物(t_R 约 9.35 min)和高良姜素硫酸酯结合物(t_R 约 12.39 min 和 13.14 min)。尿液中高良姜素仍以多种Ⅱ结合代谢物形式存在，但是有点例外的是，静注给药的大鼠尿液中高良姜素硫酸酯结合物的含量更高(图 6-7)。在尿液中也检测到了山柰酚葡萄醛酸化代谢物(t_R 7.66 min)、双葡萄醛酸化代谢物(t_R 4.62 和 6.71 min)、山柰酚葡萄糖醛酸-硫酸酯结合物(t_R 8.72 min)和少量的山柰酚硫酸酯结合物(t_R 10.08 min)(图 6-8)。此外，还检测到了槲皮素葡萄糖醛酸代谢物(t_R 4.85 和 6.01 min)和硫酸酯代谢物(t_R 8.44 min)(图 6-9)。

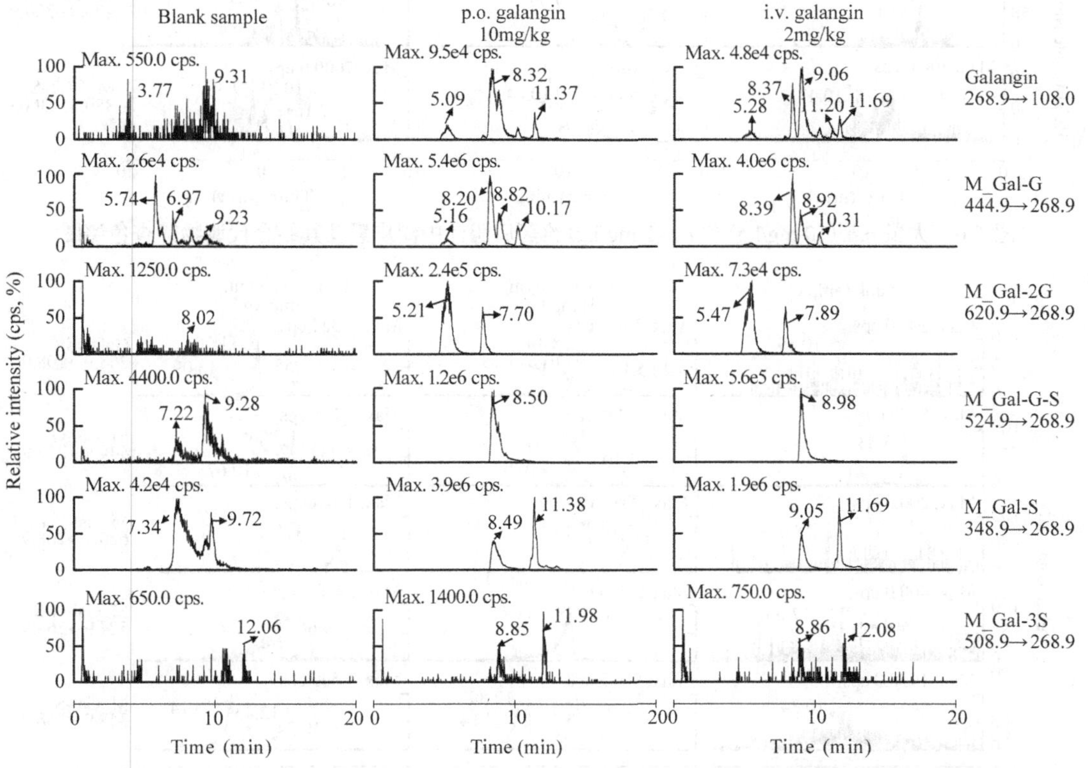

图 6-4 大鼠 *p.o.*(10 mg/kg) 和 *i.v.*(2 mg/kg) 给药后胆汁中高良姜素结合代谢产物筛查色谱图

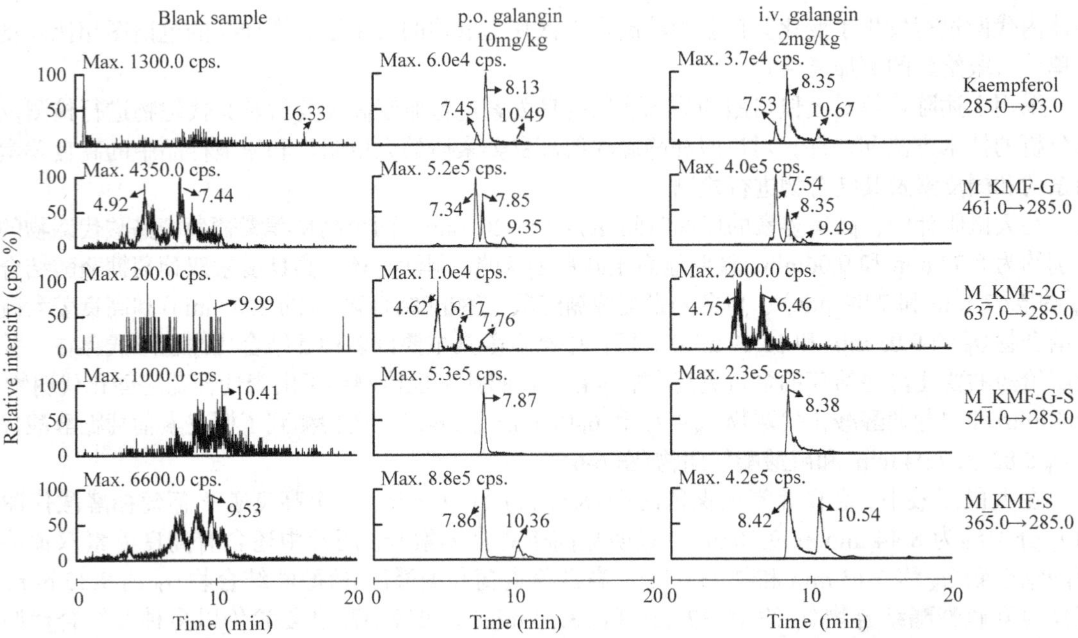

图 6-5 大鼠 *p.o.* (10 mg/kg) 和 *i.v.* (2 mg/kg) 给药后胆汁中山柰酚结合代谢产物筛查色谱图

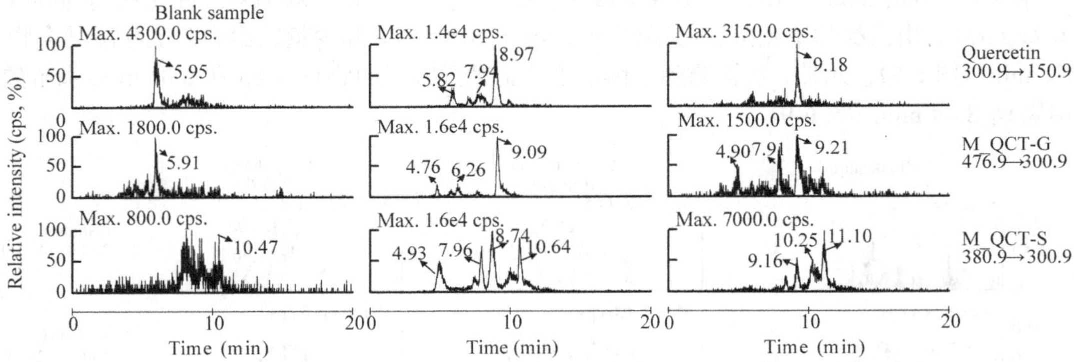

图 6-6 大鼠 *p.o.* (10 mg/kg) 和 *i.v.* (2 mg/kg) 给药后胆汁中槲皮素及其结合代谢物筛查色谱图

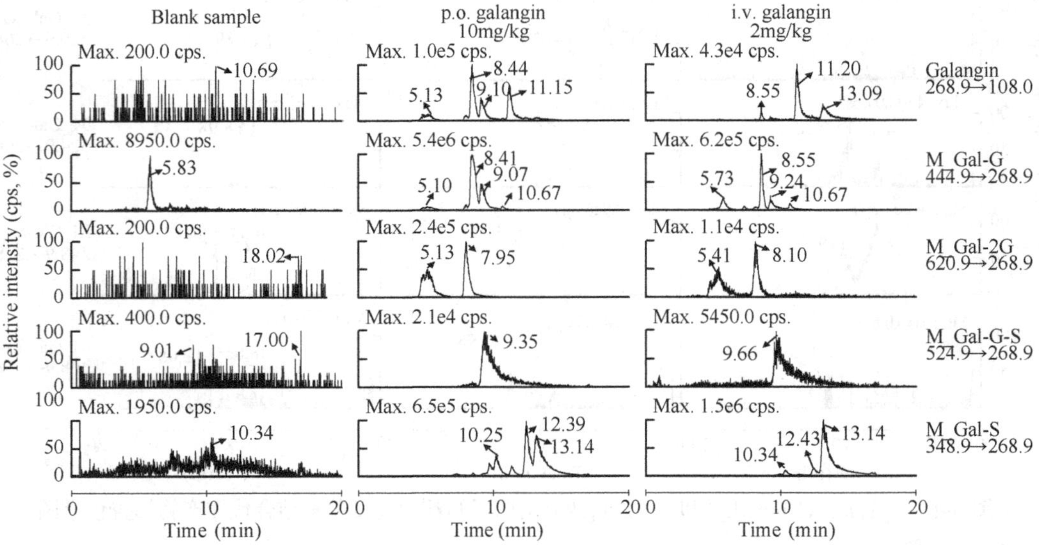

图 6-7 大鼠 *p.o.* (10mg/kg) 和 *i.v.* (2mg/kg) 给药后尿中高良姜素代谢物筛查色谱图

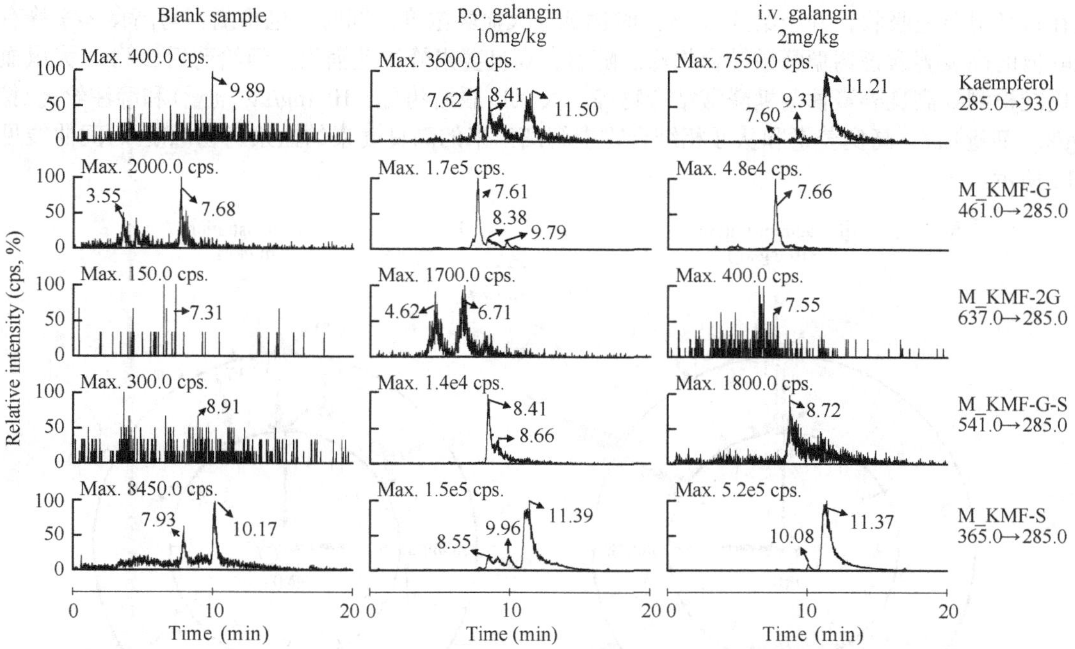

图 6-8 大鼠 *p.o.*(10mg/kg)和 *i.v.*(2mg/kg)给药后尿中山柰酚代谢物筛查色谱图

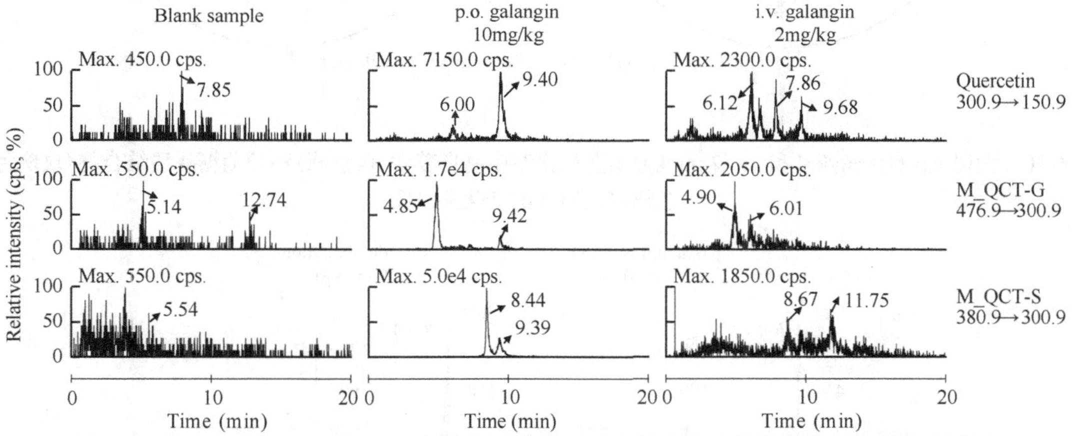

图 6-9 大鼠 *p.o.*(10mg/kg)和 *i.v.*(2mg/kg)给药后尿中槲皮素及其结合代谢物筛查色谱图

综上分析，高良姜素给药后，在大鼠体内经历了一系列的代谢变化，除很少量的高良姜素氧化为山柰酚并进一步转变成槲皮素外，大多在胆汁、尿液和粪样(未测)中发生了葡萄糖醛酸化和硫酸化代谢反应，并随之排出体外。在胆汁和尿液中，高良姜素Ⅱ相结合代谢物的量远多于山柰酚Ⅱ相结合代谢物，山柰酚Ⅱ相结合代谢物的量又多于槲皮素Ⅱ相结合代谢。口服给药途径的三种化合物的结合型代谢物的量多于静注给药途径的。口服给药途径的胆汁和尿液中以葡萄糖醛酸结合物占优势，而静注给药途径的则以硫酸化结合物占优势。

4. 高良姜素体内药代动力学 陈峰等[84]对高良姜素单体化合物在大鼠血浆中系统暴露和药代动力学进行了研究。图 6-10 描述了大鼠口服给药(按 10 mg/kg 剂量)和静注给药(按 2 mg/kg 剂量)后血浆中高良姜素(蓝色峰)和葡萄糖醛酸结合物(玫瑰色峰)色谱峰随时间的变化情况。静注给药 5 min 后，高良姜素(t_R 2.10 min)峰值响应强，而高良姜素葡萄糖醛酸结合物(t_R 2.01 min)峰值响应弱。随后，高良姜素及其葡萄糖醛酸结合物峰值均迅速减弱，在给药后 1h，高良姜素及其葡萄糖醛酸结合物的峰高几乎相等，给药后 2 h 血浆中的高良姜素峰就消失不见。静注给药 5 min 后，高良姜素葡萄糖醛酸结合物血药浓度达到峰值，随后其血药浓度迅速下降。口服给药后，高良姜素在胃肠道迅速吸收，并于给药 5 min 时达到最大血药浓度。同时，也检测到与高良姜素峰有相似峰值的高良姜素葡萄糖醛酸结合物峰。随后，高良姜素峰迅速消失。但给药后 24 h，大鼠血浆中仍能检测到高良姜素葡萄糖醛酸结合物峰。大鼠口服给药(按 10 mg/kg 剂量)和静注给药(按 2 mg/kg 剂量)后，高良姜素和从Ⅱ相结合物中解离出来的高良姜素的血浆药物浓度-时间曲线见图 6-11 所示。

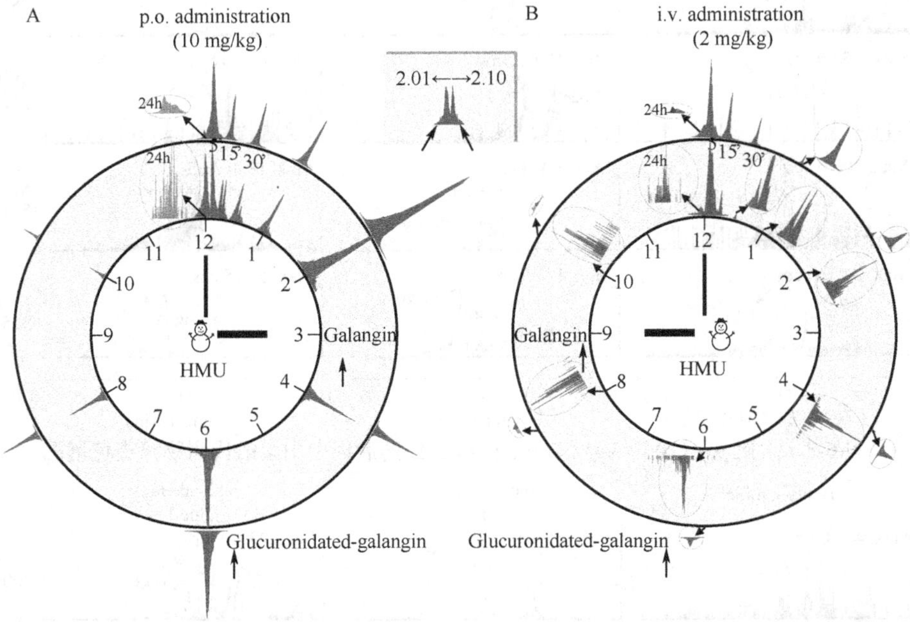

图 6-10　大鼠 *p.o.* (10 mg/kg) 和 *i.v.* (2 mg/kg) 给药后血浆中高良姜素(蓝色峰)和葡萄糖醛酸结合物(玫瑰色峰)色谱峰随时间的变化关系图

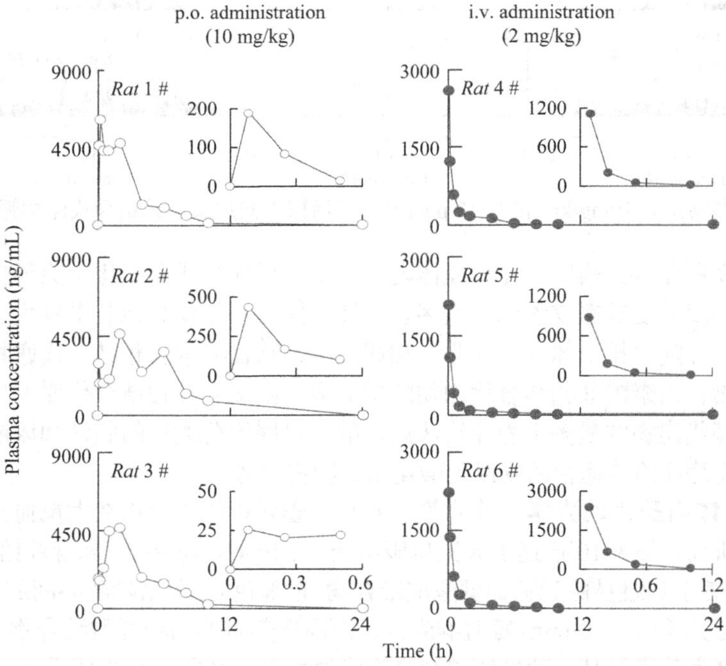

图 6-11　大鼠 *p.o.* (10 mg/kg) 和 *i.v.* (2 mg/kg) 给药后血浆总高良姜素(包含 II 相结合物)药物浓度-时间曲线图中右侧小插图是同等剂量给药血浆中游离高良姜素药物浓度-时间曲线

采用 Kinetica 2003.0 版本的药动学计算软件计算大鼠血浆中高良姜素、高良姜素单体和从Ⅱ相结合物中解离出来的高良姜素的总浓度的主要 PK 参数见表 6-1。静注给药后，大鼠血浆中高良姜素、高良姜素和从Ⅱ相结合物中解离出来的高良姜素总和的平均达峰浓度几无差别，这说明高良姜素在血浆中主要是原形分子形式存在。以口服给药途径来说，高良姜素和从Ⅱ相结合物中解离出来的高良姜素的总和的平均达峰浓度 C_{max} 是未结合高良姜素的 23 倍，由此可知，高良姜素口服给药后在大鼠血液中主要以高良姜素葡萄糖醛酸结合物的形式存在。血浆未结合高良姜素的口服生物利用度约只有 3.67%，而酶水解后的高良姜素的口服生物利用度达到 380%。由于所用水解酶以葡萄糖醛酸水解酶为主，静脉给药时高良姜素在大鼠血浆中以硫酸酯结合物为主，致高良姜素结合代谢物水解不完全，也使得酶水解后高良姜素的生物利用度较高。

表 6-1　大鼠 *p.o.*(10 mg/kg) 和 *i.v.*(2 mg/kg) 给药后血浆高良姜素主要药代参数 (*n*=3)

PK parameters	i.v.administration (2 mg/kg)	p.o.administration (10 mg/kg)
Free type of galangin		
C_{max} or C_{5min} (ng/ml)	1456 + 802	219 ± 207
T_{max} (h)	0.083	0.083
$AUC_{0\text{-}t}$ (h·ng/ml)	265 ± 176	48.7 ± 44.1
$AUC_{0\text{-}\infty}$ (h·ng/ml)	271 ± 179	80.8 ± 40.5
$t_{1/2}$ (h)	0.21 ± 0.02	-
MRT (h)	0.18 ± 0.01	1.28 ± 1.75
$CL_{tot,\ p}$ (L/h/kg)	6.86 ± 3.32	-
V_{ss} (L/kg)	1.20 ± 0.55	-
F (%)	-	3.67 ± 3.33
Total type of galangin after enzyme hydrolysis treatment		
C_{max} or C_{5min} (ng/ml)	2273 + 265	5103 ± 829
T_{max} (h)	0.083	0.083，2
$AUC_{0\text{-}t}$ (h·ng/ml)	1169 ± 360	22184 ± 4482
$AUC_{0\text{-}\infty}$ (h·ng/ml)	1188 ± 339	22214 ± 4482
$t_{1/2}$ (h)	1.37 ± 0.69	-
MRT (h)	1.19 ± 0.51	4.03 ± 1.09
$CL_{tot,\ p}$ (L/h/kg)	1.59 ± 0.47	-
V_{ss} (L/kg)	1.73 ± 0.42	-
F (%)	-	380 ± 77

未结合高良姜素在大鼠体内的系统暴露浓度较低，酶水解后，大量高良姜素被释放出来，峰浓度达到 μg/ml 级别，这一现象说明，在大鼠血浆中高良姜素结合物有较高的系统暴露浓度。体外和体内研究都表明高良姜素具有较强的药理活性，那它的体内药效物质基础是高良姜素还是其代谢物？如果是代谢物，我们需要进一步的实验来评价高良姜素及其代谢物的活性，并需要通过合成或生物样品分离获得代谢物。高良姜素Ⅱ相结合物(化学合成或生物样品中分离的)的生物活性需要重新评价。如果是高良姜素，需要血液循环中的结合态的高良姜素到达靶部位时释放出高良姜素。在这种情况下，在高良姜素的系统暴露和特定靶标之间有一个动态平衡。高良姜素葡萄糖醛酸结合物在血液中循环存在于血液循环中，并在到达靶标之前解离成高良姜素原形分子。其他黄酮类化合物也有类似的报道，例如，Mukai R 等[87]人发现槲皮素葡萄糖醛酸结合物可以在小胶质细胞 MG6 中解离成槲皮素。关于高良姜素是否存在这一现象有待于进一步证实。总之，高良姜素结合代谢物的结构值得进一步阐明，也需要确定主要代谢物，为药效研究提供参考。

此外，口服给药途径的高良姜素药物浓度-时间曲线的多峰现象比静注给药途径的明显。可能是由于生理因素，也可能是有特定位点的肠道吸收，但不应该是肝肠循环[88]，因为高良姜素葡萄糖醛酸化合物和硫酸酯化合物的消除是通过肾脏排泄，肝肠循环是可忽略不计的。

冯卫华等[89]建立了分析时间仅为2 min的超高效液相色谱法(UPLC)测定大鼠血浆中高良姜素含量的方法，并将其应用于高良姜素的大鼠血浆药代动力学的研究，按10.0 mg/kg剂量静注给药。该UPLC方法的成功开发利用为大量生物样本的分析提供了巨大的助力。用DAS2.0软件计算高良姜素的主要药代动力学参数，见表6-2。高良姜素的血药浓度-时间曲线见图6-12。

表6-2 大鼠静注10.0 mg/kg高良姜素的主要药代动力学参数(*n*=6)

Parameters	Galangin
$t_{1/2}$ (h)	0.38±0.12
V_d (L/kg)	13.24±4.79
MRT (h)	0.45±0.05
CL (L/ h/ kg)	24.08±2.00
C_{max} (ng/ml)	855.62±83.47
AUC_{0-t} (ng/ml · h)	409.77±34.50
$AUC_{0-\infty}$ (ng/ml · h)	417.74±35.93

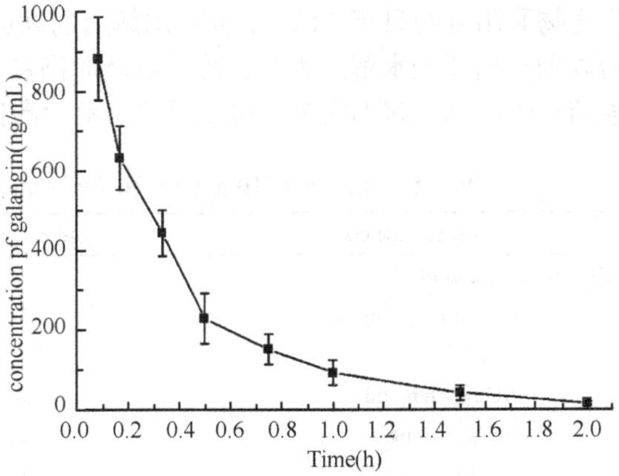

图6-12 大鼠静注10.0 mg g/kg高良姜素的血药浓度-时间曲线(*n*=6)

李建梅等[90]研究了纯度分别为90.0%和99.0%的高良姜素在大鼠体内的药代动力学。研究发现，不同纯度高良姜素在大鼠体内的药代动力学过程均符合二室模型。主要药代参数见表6-3。从表6-3可以看出，两种不同纯度高良姜素的$T_{1/2\beta}$、Ka、V_1/F值很接近(分别为33.983 min、0.059 min^{-1}、5.073 $L·kg^{-1}$和31.719 min、0.048 min^{-1}、6.861 $L·kg^{-1}$)，说明它们在大鼠体内的消除行为相似。从V_1/F值能够推测，在100 mg/kg给药剂量下两种不同纯度的高良姜素在大鼠体内主要分布在血液中。两种浓度高良姜素的$T_{1/2\alpha}$、AUC(0-∞)、Cl/F之间的差异具有统计学意义($P<0.05$)，再通过两种浓度高良姜素体内血药浓度达峰时间(T_{max})(分别为90 min、105 min)和达峰浓度(C_{max})(分别为0.9744 mg/L、0.5044 mg/L)的比较，说明90%纯度的高良姜素在大鼠体内吸收和分布更快，且吸收量更高。高良姜素属于脂溶性物质，难溶于水，99%纯度的高良姜素呈浅黄色针状结晶，而90%纯度的高良姜素呈浅黄色粉末，杂质的引入有可能影响高良姜素的溶解和吸收。

表6-3 不同纯度高良姜素灌胃后大鼠血浆主要药代动力学参数(*n*=6)

Parameter	Unit	Value	
		90% galangin	99% galangin
$T_{\frac{1}{2}\alpha}$	min	19.415	24.398
$T_{\frac{1}{2}\beta}$	min	33.983	31.719
Ka	min^{-1}	0.059	0.048
$T_{\frac{1}{2}Ka}$	min	11.651	14.42
T_{max}	min	90	105
C_{max}	$mg \cdot L^{-1}$	0.974 4	0.504 4
AUC(0-∞)	$mg \cdot min \cdot L^{-1}$	101.722	55.201
Cl/F	$L \cdot min^{-1} \cdot kg^{-1}$	0.983	1.812
V_1/F	$L \cdot kg^{-1}$	5.073	6.861

卫平等[91]对高良姜黄酮类提取物进行了大鼠体内药代动力学研究。建立血浆高良姜素 HPLC 含量测定法，以大黄素做内标化合物。按 1.4 g/kg 剂量腹腔注射高良姜黄酮类醇提取物。结果 DAS 2.1.1 版药动学软件统计矩法计算血浆高良姜素的主要药代参数，结果见表 6-4。腹腔注射给药方法更加接近于静脉注射，减少了首过效应，增加了生物利用度，可更加客观地反映高良姜素在体内的药代动力学过程。高良姜素的血药浓度在 5 min 出现下降后，8 h 左右药物浓度又出现一个峰值。这可能是由于黄酮类化合物经胆汁排泄形成肝肠循环后所引起。大鼠腹腔注射 1.40 g/kg 高良姜黄酮类提取物高良姜素药-时曲线见图 6-13。

表 6-4　大鼠腹腔注射 1.40g/kg 高良姜黄酮类提取物后的药代动力学参数（n=6）

PK 参数	平均值	SD
$t_{1/2z}$/h	1.27	0.534
T_{max}/h	0.0830	0.000
C_{max}/mg·L^{-1}	7.20	0.762
V_z / L· kg^{-1}	0.472	0.196
CL_z/L· kg^{-1} ·h^{-1}	0.257	. 220
$AUC_{0\text{-}t}$/mg· h · L^{-1}	10.8	0.09
$AUC_{0\text{-}\infty}$/mg· h · L^{-1}	11.5	0.941
$AUMC_{0\text{-}t}$/mg· h^2 · L^{-1}	6.	5.86
$AUMC_{0\text{-}\infty}$/mg· h^2 · L^{-1}	45.5	8.08
$MRT_{0\text{-}t}$/h	3.38	0.535
$MRT_{0\text{-}\infty}$/h	3.96	0.717

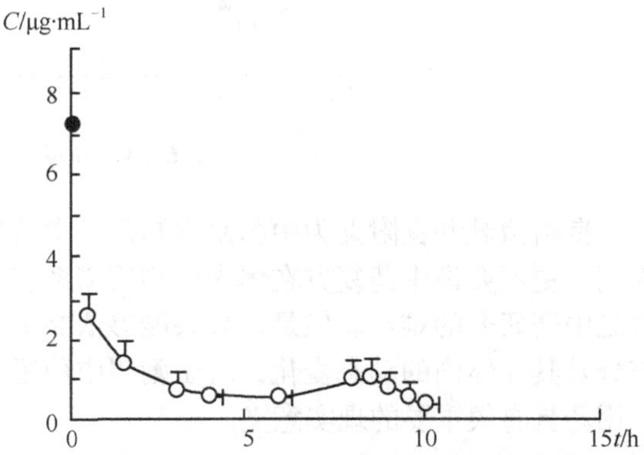

图 6-13　大鼠腹腔注射 1.40 g/kg 高良姜黄酮类提取物高良姜素血药浓度-时间曲线（n=6）

王永振[92]对高良姜香附药对中高良姜素和高良姜中高良姜素进行了大鼠体内药代动力学对比研究。建立以芹菜素为内标的高效液相色谱法测定大鼠血浆高良姜素含量的方法。大鼠按 246.0026 mg/kg（高良姜生药计）剂量分别灌胃给药高良姜香附药对提取物。经 DAS2.0 软件处理血浆高良姜素浓度数据，计算高良姜香附药对提取物中和高良姜中高良姜素的主要药代动力学参数见表 6-5。高良姜香附药对配伍后，与单味高良姜饮片相比，高良姜素达峰时间提前，吸收量增加，表明香附能促进高良姜素的吸收。

杜先华[93]等采用大耳白兔进行了良附微乳和良附丸中高良姜素药代动力学进行比较研究。建立了大耳白兔血浆中高良姜素 HPLC 含量测定方法。大耳白兔分别灌胃良附微乳和良附丸 10 g/kg（按生药量计算），颈总动脉插管采集血样，测定血浆高良姜素含量。结果发现，良附丸给药的家兔血浆中未检测出高良姜素。用 3p87 程序计算分析良附微乳给药后家兔体内不同时间的高良姜素的平均血药浓度数据，发现良附微乳给药的高良姜素在家兔体内过程属于一级单室开放模型，主要药代动力学参数 Ka、Ke、$t_{1/2ka}$、$t_{1/2ke}$、t_{peak}、Cmax、AUC、$CL/F_{(s)}$和 $V/F_{(c)}$分别

表 6-5　大鼠灌胃后高良姜素血药浓度模拟统计距参数（n=6）

统计距参数（parameter）	药对提取物参数 均值（mean）	高良姜提取物参数 均值（mean）
$AUC_{0\text{-}24}$ [mg· (L* h)$^{-1}$]	0.745	0.577
$AUC_{0\text{-}\infty}$ [mg· (L* h)$^{-1}$]	7.363	1.058
AUMC 0-24	8.292	6.273
AUMC 0-∞	1746.091	1696.4
MRT 0-24 (h)	11.132	10.463
MRT 0-∞ (h)	237.156	118.004
VRT 0-24 (h^2)	61.627	48.886
VRT 0-∞ (h^2)	56905.480	30714.7
MAT (h)	254.830	220.177
T_{max} (h)	2.000	3.000
C_{max} (μg·ml^{-1})	0.0588	0.0421

为：2.59 h^{-1}、0.47 h^{-1}、0.29 h、1.47 h、0.75 h、38.46 μg/L、129.42 (μg · h) /L、0.08 (ml · kg) /h 和 0.17 ml/kg。药代参数表明良附微乳中高良姜素在家兔体内吸收较快，在体内分布也很快就达到平衡，在体内的消除也较快。良附微乳口服给药系统表面张力较低易于通过胃肠壁水化层，使药物能直接和胃肠上皮细胞接触而促进药物吸收，提高药物生物利用度。给家兔分别灌胃良附微乳和良附丸进行两种制剂体内药代动力学的比较研究表明，良附微乳能提高高良姜素的血药浓度和生物利用度。图 6-14 为家兔良附微乳给药的血浆高良姜素药-时曲线。有实验表明良附微乳较良附丸有更强的抗炎、镇痛作用。

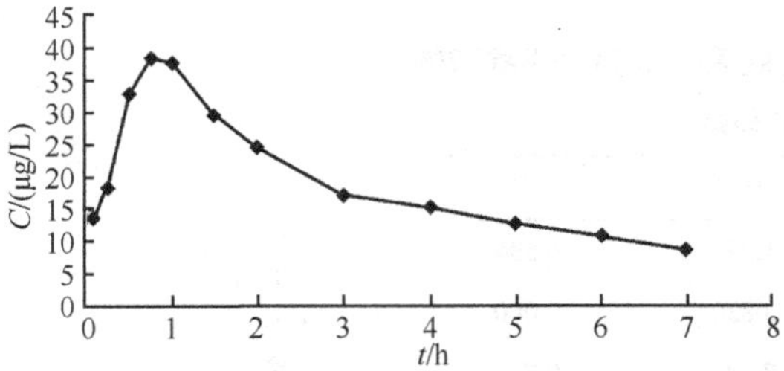

图 6-14　高良姜素血药浓度-时间曲线

良附微乳和良附丸为中药复方制剂，中药复方成分极其复杂，难以实现中药复方全物质谱的检测，更不要说中药复方在体内全物质谱系统暴露情况的检测了，中药复方药代动力学研究也一直是中药研究的难点。但是，如果能够依靠中药药代动力学的研究，搞清楚中药复方可吸收入血成分及其在体内的动态变化，对于阐明中药复方的药效物质基础、配伍规律和指导剂型改革及临床用药具有很重要的现实意义。

参 考 文 献

[1] 董乃维，刘凤芝，甘春丽，等. 高良姜素提取工艺改进研究.哈尔滨医科大学学报，2006，40 (2)：168-170
[2] 康爱荣，闫明，彭英，等. 高良姜中高良姜素的醇提和纯化工艺研究. 中国中医药信息杂志，2011，18 (5)：44-46
[3] 徐静，曹学丽，尹鹭，等.逆流色谱与硅胶柱色谱相结合分离纯化高良姜中高良姜素.食品科学，2013，34 (4)：55-57
[4] 李彩君，黄劲梅，谢培山，等. HPLC 法测定高良姜中高良姜素的含量. 中药新药与临床药理，2002，1 (13)：41-43
[5] 邓亦峰，冯丽娜，罗辉. 反相高效液相色谱法测定不同月份高良姜中高良姜素的含量. 中国药学杂志，2010，45 (20)：1593-1596
[6] 马丽萍，丘小惠，闵江. 高良姜饮片 HPLC 指纹图谱及高良姜素含量测定研究. 中成药，2008，30 (11)：1565-1568
[7] 张文静，黄启来，华子春. 高良姜素的生物学活性研究进展. 中国医药生物技术，2012，7 (4)：294-297
[8] 谭银丰，李海龙，李友宾，等. 高良姜叶中的化学成分. 中国实验方剂学杂志，2015，21 (3)：37-40
[9] 吴晓俊，王峥涛，曹秦，等. 高良姜素的医药用途：中国，CN201410857256.4.2015-04-29
[10] 季莉莉，王峥涛，余增洋，等. 高良姜素的医药用途：中国，CN201410030334.3.2015-07-29
[11] 冯毅凡，石忠峰，陈玲，等. 高良姜素在治疗肠易激综合征中的应用及其提取方法：中国，CN200610132311.9.2006-12-26
[12] Devadoss D，Ramar M，Chinnasamy A. Galangin，a dietary flavonol inhibits tumor initiation during experimental pulmonary tumorigenesis by modulating xenobiotic enzymes and antioxidant status. Archives of Pharmacal Research，DOI 10. 1007/s12272-014-0330-8
[13] 伍俊，文敏，张海涛. 高良姜素诱导肺癌 A549 细胞凋亡的研究. 肿瘤防治研究，2011，38 (11)：1228-1231
[14] 赵欣，张健. 高良姜素对肺癌肿瘤细胞 DNA 拓扑异构酶的抑制及细胞杀伤作用. 中南大学学报 (医学版)，2015，40 (5)：479-485
[15] Zhang HT，Luo H，Wu J，et al. Galangin induces apoptosis of hepatocellular carcinoma cells via the mitochondrial pathway[J]. World Journal of Gastroenterology：WJG，2010，16 (27)：3377-3384
[16] Zhang H，Li N，Wu J，et al. Galangin inhibits proliferation of HepG2 cells by activating AMPK via increasing the AMP/TAN ratio in a LKB1-independent manner. European Journal of Pharmacology，2013，718 (1-3)：235-244
[17] Wen M，Wu J，Luo H，et al. Galangin induces autophagy through upregulation of p53 in HepG2 cells. Pharmacology，2012，89 (5-6)：247-255
[18] Su L，Chen X，Wu J，et al. Galangin inhibits proliferation of hepatocellular carcinoma cells by inducing endoplasmic reticulum stress. Food and Chemical Toxicology，2013，62：810-816
[19] 刘影，梅晰凡，王晶，等. 高良姜素对人肝癌 SMMC-7721 细胞 PI3K/AKT 信号通路的影响. 中药药理与临床，2014，30 (1)：40-42

[20] 罗辉，马超，汪亚君，等. 高良姜素诱导肝癌 BEL-7402 细胞凋亡的研究. 中药材，2008，31(8)：1204-1207

[21] Jai VJ，Prasad AW，Sunil WH. The bioflavonoid galangin suppresses the growth of ehrlich ascites carcinoma in swiss albino mice：A molecular insight. Applied Biochemistry and Biotechnology，2012，167(5)：1325-1339

[22] Tessa JM，Yang XH，David HS. Growth of a human mammary tumor cell line is blocked by galangin，a naturally occurring bioflavonoid，and is accompanied by down-regulation of cyclins D3，E，and A. Breast Cancer Research：BCR，2006，8(2)：R17-12

[23] Phang JW，et al. Flavonol-stimulated efflux of 7，12- dimethylbenz(a)anthracene in multidrug -resistant breast cancer cells. Cancer-Res. 1993，53(24)：5799

[24] Kim DA，Jeon YK，Nam MJ. Galangin induces apoptosis in gastric cancer cells via regulation of ubiquitin carboxy-terminal hydrolase isozyme L1 and glutathione S-transferase P. Food and Chemical Toxicology，2012，50(3-4)：684-688

[25] 许云霞，赵新淮. 高良姜素对人胃癌 SGC-7901 细胞增殖、周期循环和凋亡的体外影响.中国药学杂志，2013，48(15)：1274-1278

[26] Zhang WJ，Lan Y，Huang QL，et al. Galangin induces B16F10 melanoma cell apoptosis via mitochondrial pathway and sustained activation of p38 MAPK. Cytotechnology，2013，65(3)：447-455

[27] Zhang W，Tang B，Huang Q，et al. Galangin inhibits tumor growth and metastasis of B16F10 melanoma. Journal of Cellular Biochemistry，2013，114(1)：152-161

[28] 彭晓明，霍仕霞，赵萍萍，等. 不同纯度高良姜素对 A375-HaCaT 共培养模型中黑素细胞增殖及黑素合成的影响. 中国中医药信息杂志，2014，21(1)：58-61

[29] Tolomeo M，Grimaudo S，Di CA，et al. Galangin increases the cytotoxic activity of imatinib mesylate in imatinib-sensitive and imatinib-resistant Bcr-Abl expressing leukemia cells. Cancer Letters，2008，265(2)：289-297

[30] Bestwick CS，Milne L. Influence of galangin on HL-60 cell proliferation and survival. Cancer Letters，2006，243(1)：80-89

[31] 宋宇，赵琦，曹阳，等. 高良姜素对人骨肉瘤 MG-63 细胞增殖的影响及其机制的研究.中国医学工程，2012，20(5)：56-58

[32] 王竹君，张强，赵新淮.高良姜素对人食管鳞癌 KYSE-510 细胞的抑制作用.中国生物化学与分子生物学报，2009，25(6)：563-569

[33] Sivakumar AS，Anuradha CV.Effect of galangin supplementation on oxidative damage and inflammatory changes in fructose-fed rat liver.Chemico- Biological Interactions，2011，193(2)：45-148

[34] Sivakumar AS，Viswanathan P，Anuradha CV. Dose-dependent effect of galangin on fructose-mediated insulin resistance and oxidative events in rat kidney. Redox Report：Communications in Free Radical Research，2010，15(5)：224-232

[35] Lei Y，Chen J，Zhang W，et al. *In vivo* investigation on the potential of galangin，kaempferol and myricetin for protection of D-galactose-induced cognitive impairment.Food Chemistry，2012，135(4)：2702-2707

[36] 彭晓明，霍仕霞，高莉，等. 高良姜素对 H_2O_2 诱导 A375 细胞氧化损伤的保护作用. 西北药学杂志，2015，30(1)：51-54

[37] Cholbi MR，Paya M，Alcaraz MJ. Inhibitory effects of phenolic compounds on CCl_4-induced microsomal lipid peroxidation.Experientia，1991，47(2)：195- 199

[38] Myara I，Pico I，Vedie B，et al. A method to screen for the antioxidant effect of compounds on low-density lipoprotein (LDL)：illustration with flavonoids.J Pharmacol Toxicol Methods，1993，30(2)：69-73

[39] Rapta P，et al.Redox intermediates of flavonoids and caffeic acid esters from propolis：an EPR spectroscopy and cyclic voltammetry study. Free Radic Biol Med，1995，18(5)：901

[40] Heo MY，Jae LH，Jung SS，et al. Anticlastogenic effects of galangin against mitomycin C-induced micronuclei in reticulocytes of mice. Mutat Res，1996，360(1)：37-41

[41] Heo MY，Lee SJ，Kwon CH，et al. Anticlastogenic effects of galangin against bleomycin-induced chromosomal aberrations in mouse spleen lymphocytes. Mutat Res，1994，311(2)：225-229

[42] Shu YS，Tao W，Miao QB，et al. Galangin dampens mice lipopolysaccharide- induced acute lung injury. Inflammation，2014，37(5)：1661-1668

[43] Zha WJ，Qian Y，Shen Y，et al. Galangin abrogates ovalbumin-induced airway inflammation via negative regulation of NF-κB. Evidence-Based Complement Alternative Medicine，DOI：10. 1155/2013/767689

[44] Huh JE，Jung IT，Choi J，et al. The natural flavonoid galangin inhibits osteoclastic bone destruction and osteoclastogenesis by suppressing NF-κB in collagen- induced arthritis and bone marrow-derived macrophages. European Journal of Pharmacology，2013，698(1-3)：57-66

[45] Kim HH，Bae Y，Kim SH. Galangin attenuates mast cell-mediated allergic inflammation. Food and Chemical Toxicology，2013，57：209-216

[46] Choi JK，Kim SH. Inhibitory effect of galangin on atopic dermatitis-like skin lesions. Food and Chemical Toxicology，2014，68：135-141

[47] Kumar S，Alagawadi KR. Anti-obesity effects of galangin，a pancreatic lipase inhibitor in cafeteria diet fed female rats. Pharmaceutical Biology，2013，51(5)：607-613

[48] Dambros M，de Jongh R，van Koeveringe GA，et al. Galangin protects pig detrusor nerves from repetitive field stimulation and anoxia/glucopenia injury. Urology，2005，66(6)：1351-1331

[49] Dambros M，de Jongh R，van Koeveringe GA，et al. Multiple-signaling pathways are involved in the inhibitory effects of galangin on urinary bladder contractility. Neurourology and Urodynamics，2005，24(4)：369-373

[50] Morello S，Vellecco V，Alfieri A，et al. Vasorelaxant effect of the flavonoid galangin on isolated rat thoracic aorta. Life Sciences，2006，78(8)：825-830

[51] Cushnie TP，Lamb AJ. Assessment of the antibacterial activity of galangin against 4-quinolone resistant strains of *Staphylococcus aureu*. Phytomedicine，2006，13(3)：187-191

[52] Grange JM，Davey RW. Antibacterial properties of propolis (bee glue). J R Soc Med，1990，83(3)：159-160

[53] Park YK，et al. Antimicrobial activity of propolis on oral microorganisms. Curr Microbial，1998，36(1)：24

[54] Afolayan AJ，Meyer JJ. The antimicrobial activity of 3，5，7-trihydroxy flavone isolated from the shoots of *Helichrysum aureonitens*. J Ethnopharmacol，1997，57(3)：177-181

[55] Meyer JJ，Afolayan AJ，Taylor MB，et al. Antiviral activity of galangin isolated from the aerial parts of *Helichrysum aureonitens*. J Ethnopharmacol，1997，56(2)：165-169

[56] Amoros M，Simoes CM，Girre L，et al. Synergistic effect of flavones and flavonols against herpes simplex virus type 1 in cell culture. Comparison with the antiviral activity of propolis.J Nat Prod，1992，55(12)：1732-1740

[57] Denny BJ，Lambent PA，West PW.The flavonoid galangin inhibits the L1 metallo-beta-lactamase from *Stenotrophomonas maltophilia*. FEMS Microbiol Lett，2002，208(1)：21-24

[58] Huo SX，Liu XM，Ge CH，et al. The effects of galangin on a mouse model of vitiligo induced by hydroquinone. Phytotherapy Research，2014，28(10)：1533-1538

[59] 霍仕霞，彭晓明，高莉，等. 不同质量分数高良姜素对人黑色素瘤 A375 细胞黑素合成及相关基因表达的影响. 中草药，2014，45(2)：244-249

[60] 彭晓明，高莉，霍仕霞，等. 高良姜素对多巴胺诱导黑素细胞凋亡的保护作用研究. 时珍国医国药，2014，25(8)：1847-1849

[61] 高莉，霍仕霞，彭晓明，等. 高良姜素对氢醌诱导的白癜风小鼠模型的影响. 中草药，2014，45(16)：2358-2363

[62] 李芳. 高良姜中高良姜素对动物实验性胃溃疡的防治作用. 扬州大学，2006

[63] Hammad H M，Abdalla S S.Pharmacological effects of selected flavonoids on rat isolated ileum：structure-activity relationship. General Pharmacology，1997，28(5)：767-71

[64] 付联群，李秀英，杨成雄. 高良姜素对衰老小鼠模型学习记忆的影响. 医药导报，2012，31(7)：863-866

[65] 郝海平，郑超湳，王广基. 多组分、多靶点中药整体药代动力学研究的思考与探索.药学学报，2009，44(3)：270-275

[66] 张伟，李耀华，梁臣艳.中药药代动力学研究进展.亚太传统医药，2015，11(14)：37-38

[67] 张丽杰，孟 鑫，陈忠新，等. 基于液质联用技术的中药药代动力学研究进展. 黑龙江畜牧兽医(科技版)，2015，7(上)：91-93

[68] 耿魁魁，段贤春，夏伦祝. 液质联用技术在中药药代动力学中的应用. 安徽医药，2010，14(5)：505-508

[69] Spencer JP. The impact of flavonoids on memory：physiological and molecular considerations. *Chem Soc Rev*，2009，38：1152-1161

[70] Perez-Vizcaino F，Duarte J. Flavonols and cardiovascular disease. *Mol Aspects Med*，2010，31：478-494

[71] Yang CS，Wang X，Lu G，*et al.* Cancer prevention by tea：animal studies，molecular mechanisms and human relevance. *Nat Rev Cancer*，2009，9：429-439

[72] Chen F，Li L，Xu F，*et al.* Systemic and cerebral exposure to and pharmacokinetics of flavonols and terpene lactones after dosing standardized Ginkgo biloba leaf extracts to rats via different routes of administration. *Br J Pharmacol*，2013，170：440-457

[73] Thilakarathna SH，Rupasinghe HP. Flavonoid bioavailability and attempts for bioavailability enhancement. *Nutrients*，2013，5：3367-3387

[74] Gwak J，Oh J，Cho M，*et al.* Galangin suppresses the proliferation of β-catenin response transcription-positive cancer cells by promoting adenomatous polyposis coli/Axin/glycogen synthase kinase-3β-independent β-catenin degradation. *Mol Pharmacol*，2011，79：1014-1022

[75] Lotito SB，Frei B. Dietary flavonoids attenuate tumor necrosis factor alpha-induced adhesion molecule expression in human aortic endothelial cells. Structure-function relationships and activity after first pass metabolism *J Biol Chem*，2006，281：37102-37110

[76] Raso GM，Meli R，Di Carlo G，*et al.* Inhibition of inducible nitric oxide synthase and cyclooxygenase-2 expression by flavonoids in macrophage J774A. *l Life Sci*，2001，68：921-931

[77] Sinha R，Srivastava S，Joshi A，*et al.* In-vitro anti-proliferative and anti-oxidant activity of galangin，fisetin and quercetin：role of localization and intermolecular interaction in model membrane. *Eur J Med Chem*，2014，79：102-109

[78] Otake Y，Hsieh F，Walle T. Glucuronidation versus oxidation of the flavonoid galangin by human liver microsomes and hepatocytes.*Drug Metab Dispos*，2002，30：576-581

[79] Devadoss D，Ramar M，Chinnasamy A. Galangin，a dietary flavonol inhibits tumor initiation during experimental pulmonary tumorigenesis by modulating xenobiotic enzymes and antioxidant status. *Arch Pharm Res*，2014，DOI 10.1007/s12272-014-0330-8

[80] 马丽萍. 高良姜饮片 HPLC 指纹图谱研究及高良姜素吸收和排泄初探. 广州：广州中医药大学，2008

[81] 胡军林，杨涛，何开勇. 高良姜素在大鼠肠道的吸收机制. 医药导报，2015，34(5)：612-616

[82] Yoko otake，Faye hsieh，Thomas Walle. Glucuronidation versus oxidation of the flavonoid galangin by human liver microsomes and hepatocytes. DMD 30：576-581，2002

[83] Duarte Silva I，Rodrigues AS，Gaspar J，Maia R，Laires A，and Rueff J（1997b）Involvement of rat cytochrome 1A1 in the biotransformation of kaempferol to quercetin：relevance to the genotoxicity of kaempferol. Mutagenesis12：383-390

[84] Chen F，Tan YF，Li HL，*et al.*Differential systemic exposure to galangin after oral and intravenous administration to rats.*Chemistry Central Journal*，2015，9：14.DOI 10. 1186/s13065-015-0092-5

[85] 张东鲁，朱明社，W.Griffith Humphreys 等. 钟大放译. 药物设计与开发中的药物代谢-基本原理和实践. 北京：人民军医出版社，2011：270-231.

[86] Robert Barrington，Gary Williamson，Richard N Bennett，et al. Absorption，Conjugation and Efflux of the Flavonoids，Kaempferol and Galangin，Using the Intestinal CACO-2/TC7 Cell Model. J Funct Foods. 2009 January 1；1（1）：74-87. doi：10.1016/j. jff. 2008.09.011

[87] Mukai R，Kawabata K，Otsuka S，*et al.* Effect of quercetin and its glucuronide metabolite upon 6-hydroxydopamine-induced oxidative damage in Neuro-2a cells *Free Radic Res*，2012，46：1019-1028

[88] Davies NM，Takemoto JK，Brocks DR，*et al.*Multiple peaking phenomena in pharmacokinetic disposition. *Clin Pharmacokinet*，2003，49：351-377

[89] Wei-hua Feng，Hang-hang Zhang，Yun Zhang，Ming Sun，Jun-long Niu. Determination of galangin in rat plasma by UPLC and pharmacokinetic study Journal of Chromatography B，998-999（2015）26-30

[90] 李建梅，霍仕霞，高莉，等. 不同纯度高良姜素的药代动力学比较研究. 中国药理学通报，2012，28（9）：1307-1310

[91] 卫平，邓亦峰，罗辉，等. 高效液相色谱法测定大鼠血清中高良姜素. 药物 分析杂志，2010，30（4）：592-595

[92] 王永振.高良姜、香附药对的配伍研究. 沈阳：辽宁中医药大学，2009

[93] 杜先华，牛欣，徐荣廷，等. 良附微乳和良附丸中高良姜素药代动力学比较.北京中医药大学学报，2008，31（4）：269-272

第七章　高良姜药对研究

“药对”，又称对药、对子，专指临床上相对固定的两味药组成，是中药复方配伍中最简单、最基本和最常见的形式，是中医遣方用药的特色之一。复方临床疗效的发挥，很大程度上取决于中药的配伍，而药对作为中药配伍应用最为常见的形式，它构成简单、疗效确切，且具备复方基本主治功能，是中药复方的最小组成单位，同时也是系列复方的共同点，药对反映复方配伍的特殊规律与内在联系[1]。因此，以药对研究为切入点，阐明其配伍机制，寻求发挥最佳作用的配伍比例，有利于探索与发掘药对的基本功用与功用扩展。开展药对配伍规律研究，能进一步揭示药对配伍的客观规律与科学内涵，促进中药配伍应用理论的进步；能有效地指导临床用药，既利于更好运用已有的药对，亦利于针对疾病谱的变化、病症的发展而创制新药对；特别是在新药研究中以有效成分或有效部位配伍已越来越多的今天，以传统配伍的普遍规律指导新的配伍形式，对促进中药新产品研创亦具有现实意义。

高良姜在许多方剂中均有配伍使用，常见的药对有高良姜-香附、高良姜-干姜、高良姜-荜澄茄、高良姜-五灵脂、高良姜-栀子等[2]，现将高良姜各常见药对的化学成分分析、配伍比例、药性研究等阐述如下。

一、高良姜—香附

(一)化学成分分析

单味药香附的主要活性成分为挥发油，包括单萜，倍半萜及其氧化物，此外还含有黄酮类、糖类、生物碱类、酯类和三萜类化合物[3]。α-香附酮是香附的主要指标性成分。高良姜与香附配伍后，其中高良姜素以及α-香附酮是发挥药效的主要成分。

有学者对高良姜、香附药对的配伍进行了系统的研究，通过高良姜(高良姜素)、香附(α-香附酮)指标性成分的含量，抗胃溃疡的药理作用确定了高良姜香附的提取方法为醇提合煎法。以该提取方法考察了9种不同比例配伍，继而发现了高良姜、香附的配伍比例为1∶3时指标性成分的含量及药效学的结果均最佳，所以又确定了高良姜香附的配伍比例。在此配伍比例和提取方法下采用正交实验法优化了高良姜、香附的提取工艺即高良姜、香附药材粉碎成粗粉，加10倍量70%乙醇，提取两次，每次1h。同时，采用GC法对高良姜、香附药对挥发油中桉油精和α-香附酮药代动力学进行了研究，确定了桉油精和α-香附酮在血浆样品中的含量测定方法。

(二)配伍比例的研究

良附丸首载于《良方集腋》，该书由清代著名医家谢元庆(1798-1860年)汇集民间验方编著而成。书中记载：“高良姜酒洗七次，香附子醋洗七次，各焙、各研、各贮等分。如病因寒而得者，用高良姜二钱，香附末一钱；如病因怒而得者，用高良姜一钱，香附末三钱；如病因寒怒兼有者，高良姜一钱五分，香附一钱五分。用时以米饮加生姜汁一匙、盐一撮为丸，服之立止。”著名的中医临床学家秦伯未教授认为[1]：“良附丸治肝胃气痛之偏于寒者有效。这两药的效能，良姜长于温胃散寒，香附长于疏肝行气。一般用量大多相等，取其互相协助，但因寒而得者，良姜可倍于香附；因气而得者，香附可倍于良姜。”

(三)药性研究

香附子味辛、微苦微甘，性平，归肝、脾、三焦经，功善疏肝解郁、调经止痛、理气调中，《本草纲目》载：“利三焦，解六郁，消饮食积聚、痰饮痞满，胕肿腹胀，脚气，止心腹、肢体、头目、齿耳诸痛，……妇人崩漏带下，月候不调，胎前产后百病。”二药相合，一散寒凝，一行气滞，共奏温胃理气之功。香附得高良姜辛热之助，则散寒行气；高良姜得香附行气之助，则可散寒除郁，使温中散寒、理气止痛效力显著[4]。

高良姜味辛性热，善内功走里，走散脾胃之寒邪，以散寒止痛降逆为其长；香附辛散苦降性平，善理气开郁，能通行三焦，行血中之气而理气活血，调经止痛，二药伍用，高良姜得香附，则可除寒祛邪；香附得高良姜则行气散寒，最终寒散气通，气行痛止，通则不痛[5]。《本草求真》：“良姜，同姜、附则能入胃散寒；同香附则能除寒祛郁。”

（四）药理作用的研究

香附具有较好的止痛作用。香附的醇提物对注射酵母菌引起的大鼠发热有解热作用。香附的挥发油可使小鼠正常体温下降，在 30 min 时，降温作用最强。香附所含三萜类化合物 5 mg/kg 给小鼠灌镇痛效果与 30 mg/kg 的乙酰水杨酸相当，注射给药，效果更强。香附的主要指标性成分 α-香附酮为较强的前列腺素生物合成抑制剂，也是镇痛作用的有效成分之一。同时有体外实验表明，低浓度的香附挥发油可抑制离体家兔肠管的收缩。

香附具有治疗痛经的作用。香附的有效成分 α-香附酮对引起的豚鼠回肠收缩的抑制作用最强，而对去甲肾上腺素的收缩未显抑制作用。故认为 α-香附酮具有特异性的作用于电压敏感钙通道的硝苯吡啶样的钙离子拮抗作用。且香附挥发油有轻度雌激素样活性，皮下注射或阴道内给药，可出现阴道上皮细胞完全角质化，在挥发油成分中，以香附子烯的作用最强，香附的这一作用是它治疗月经不调的主要依据之一。

香附具有强心作用。香附中的总生物碱、萜类、黄酮类和酚类化合物的水溶液也有强心和减慢心率的作用，同时使血压降低，不影响肾上腺素和乙酰胆碱对血压的作用，但有部分阻断组胺的作用[3]。

二、高良姜—干姜

（一）化学成分分析

单味干姜主要成分包括挥发油，还含有一些非挥发性成分，如 β-谷甾醇、棕榈酸、环丁二酸酐、胡萝卜苷等成分。国外学者从干姜中分得多种二芳基庚烷类成分[6-13]。

（二）配伍比例研究

高良姜与干姜常用配伍比例为 1∶1，《局方》卷三（吴直阁增诸家名方）、《魏氏家藏方》卷七、《朱氏集验方》卷二均有记载。

（三）药性研究

干姜，味辛性热，归脾、胃、心、肺经。干姜具有治心腹冷痛，吐泻，肢冷脉微，寒饮喘咳，风寒湿痹，阳虚吐、衄、下血。高良姜味辛性热，归脾、胃经。两者均为温中散寒之品，高良姜长于温胃止痛，干姜长于温脾祛寒。二药配对，相须为用，温中散寒、行气止痛效力倍增。如《太平惠民和剂局方》中二姜丸、温中良姜丸、《朱氏集验方》中的青枣散，由高良姜和干姜各等成分组成，养脾温胃，《本草求真》言：“良姜，同姜、附则能入胃散寒；……此虽与干姜性同，但干姜经炮经制，则能以去内寒，此则辛散之极，故能以辟外寒之气也。”

（四）药理研究

干姜的抗溃疡、利胆、对抗炎性和功能性腹泻是其“温中止痛”的内涵，而它的镇痛作用，对缓解各种腹痛具有较强作用[14]。

三、高良姜—荜澄茄

(一) 化学成分分析

荜澄茄果实含挥发油、荜澄茄素(Cubebin)、树脂、荜澄茄酸(Cubebic acid)、脂肪油等[15]。

(二) 配伍比例研究

对胃寒呃逆，可单取高良姜、荜澄茄各 6g，等分为散，煎水频饮即可。

(三) 药性研究

荜澄茄性温，味辛，归脾、胃、肾、膀胱经，善温中下气，暖脾胃而行滞气，又长于散寒止痛。另外，尚可温肾与膀胱之气，常用治胃寒呕吐呃逆，气滞胸腹胀痛，寒疝腹痛，以及寒证小便不利，小便浑浊之症。高良姜属辛热纯阳之品，大辛大温，又入脾、胃经，既能暖胃降气止呕，又能健脾化湿止泻。

单味荜澄茄温中散寒，行气止痛。其根用于胃寒呕逆，脘腹冷痛，寒疝腹痛，寒湿郁滞，小便浑浊，其叶外用治痈疖肿痛，乳腺炎，虫蛇咬伤，预防蚊虫叮咬，其子可用于感冒头痛，消化不良，胃痛。高良姜与荜澄茄二药配伍，主为胃寒呃逆，脘腹冷痛而设。中医学古籍文献对高良姜止呕止泻的功效均有记载，如《名医别录》言高良姜："主暴冷、胃中冷逆、霍乱腹痛"，《备急千金方》中记载高良姜火炙焦香后可治霍乱吐痢腹痛。荜澄茄性温味辛，温中散寒，并有行气止痛之功，如《本草述钩元》言："荜澄茄，温益脾胃，令人能食，《本草撮要》中记载："荜澄茄得白豆蔻治噎食不纳，得高良姜治寒呃。"二药合用，相等配对，增强温脾胃，散寒邪，降逆气的作用，例如《扁鹊心书》中记载的荜澄茄散，治脾胃虚满、吐逆泄泻，《宣明论方》收录荜澄茄丸等。

(四) 药理研究

现代研究表明，荜澄茄具有多方面的药理活性，其挥发油等主要具有平喘、镇痛、抗菌、抗真菌等作用[16-19]。

四、高良姜与五灵脂配伍

(一) 化学成分分析

对五灵脂的研究发现其主要成分有氨基酸类化合物；邻苯二酚、苯甲酸、原酸儿茶酸，5-甲氧基-7-羟基香豆素[20-23]等酚酸及简单单萜、二萜酸；含氮类化合物如尿嘧啶、尿酸等；日本学者 Atsushi Numata 等报道五灵脂含有托马斯-3-氧-顺-对香豆酸酯(3-*O*-cis-coumaroylto rmentic acid)，三对节酸等三萜类化合物[24、25]；此外，还有维生素样物质，树脂及大量微量元素[26]。

(二) 配伍比例研究

五灵脂与高良姜常用配伍比例为 2∶1，用于治疗胃痛，五灵脂合高良姜治胃寒作痛，出自《永类钤方》。

(三) 药性研究

中焦脾胃寒侵，先伤于经则气滞，后及于络则血停，气滞不行则血愈瘀，血瘀不除则气愈滞。五灵脂苦甘而温，入肝经血分，功专行血和络，化瘀止痛。高良姜辛温，入脾胃气分，功长温胃散寒，行气止痛。二药合用，气血并治，共奏温胃散寒，行气活血止痛之功。

(四) 药理研究

现临床多用于治疗慢性胃溃疡、十二指肠溃疡等属气滞血瘀者。

五、高良姜—栀子

(一) 化学成分分析

到目前为止，已从栀子属植物中分离鉴定的化合物有环烯醚萜类、黄酮类、二萜类、三萜类、有机酸酯类等。栀子果实及花中含有 α-藏花甙及 α-藏花酸、栀子甙、去羟栀子甙、栀子酮甙、格尼泊素-1-β-D-龙胆二糖甙、α-甘露醇、β-谷甾醇、熊果酸、鞣质、烷烃、果胶等成分；但栀子果中最主要的有效成分是可用作食用色素的栀子黄色素、用于制备食用蓝色素的栀子提取物及栀子花精油。

(二) 配伍比例研究

高良姜与栀子常见配伍比例为 1：1，见于刘完素《素问病机气宜保命集》越桃散。

(三) 药性研究

栀子味苦、性寒，清泄三焦郁火，兼能除烦止呕。高良姜温中散寒，行气止痛，并能止呕。二药合用，一寒一热，高良姜既能温中防栀子过寒，又能散火助栀子清郁热。栀子制高良姜温而不致过热。共起温胃除寒，解郁热，止疼痛之功。栀子主治热病虚烦不眠，黄疸，淋病，消渴，目赤，咽痛，吐血，衄血，血痢，尿血，热毒疮疡，扭伤肿痛。高良姜主治脾胃中寒，脘腹冷痛，呕吐泄泻，噎膈反胃，食滞，瘴疟，冷癖。《得配本草》中记载："栀子，得滑石治血淋溺闭，得高良姜治寒热腹痛。

(四) 药理研究

明栀子具有抗炎、抗氧化、利胆、利尿、抗肿瘤、解热、镇痛、辐射防护、降血脂等多种药理活性。

六、总　　结

药对名称	主要活性成分	药性配伍	配伍比例	药理作用
高良姜-香附	挥发油类 黄酮类	平热配伍，高良姜性热，香附性平	1：1 1：3 2：1	行气活血，治疗痛经 温中散寒，降逆止痛，治疗胃痛 理气止痛
高良姜-干姜	挥发油类	两热配伍，高良姜干姜均性热	1：1	温中散寒、行气止痛，治疗胃寒
高良姜与荜澄茄	挥发油类	温热配伍，高良姜性热，荜澄茄性温	1：1	治疗胃寒呃逆，脘腹冷痛
高良姜与五灵脂	黄酮类	温热配伍，高良姜性热，五灵脂性温	1：2	气血并治，共奏温胃散寒，行气活血止痛 治疗气滞血瘀胃脘疼痛，胃寒疼痛
高良姜与栀子	黄酮类	寒热配伍，高良姜性热，栀子性寒	1：1	温胃除寒，解郁热，止疼痛，治疗急性胃炎

参考文献

[1] 秦伯未.谦斋医学讲稿. 上海：上海科学技术出版社，1978：1
[2] 胡佳慧，闫明. 高良姜的研究进展. 新疆：时珍国医国药，2009：20(10)：2546
[3] 徐晓婷，邓志鹏，仲浩，等. 香附化学及药理作用研究进展. 齐鲁药事，2012，31(8)：473

[4] 王婧. 良附丸古今研究纵横. 北京中医药，2009，28(3)：236
[5] 王绵之. 方剂学讲稿. 北京：人民卫生出版社，2005：343-346
[6] 陈耕夫，郭晓玲，孟青. 干姜化学成分分析. 氨基酸和生物资源，2002，24(2)：51
[7] 周宏雷，魏璐雪，雷海民. 干姜挥发油的 GC - MS 分析. 中国中药杂志，1998，23 (4)：2341
[8] 汪晓辉，卫莹芳，李隆云，等. 犍为干姜与生姜挥发油成分的比较研究. 成都中医药大学学报，2006，29(3)：541
[9] 李计萍，王跃生，马华，等. 干姜与生姜主要化学成分的比较研究. 中国中药杂志，2001，26 (11)：7481
[10] 李丽，袁干军.薄层扫描法测定生姜中 6-姜醇的含量.中国药房，2004，15 (5)：3021
[11] 营大礼. 干姜化学成分及药理作用研究进展. 中国药房，2008，19(18)：1435
[12] Katsuya Endo. Stractures of antifungal diarylheptenones，gingerenonesA，B，C and isogingerenone B isolated form the rhizomes of *Zingiber officinale*. [J]. *Phytochemistry*，1990，29 (3)：797
[13] Hiroe kikuzaki et al. Constituents of zingiberaceae. I.Diarylheptanoids from the rhizomes of ginger（*Zingiber officinale* Roscoe）. *Chem.Pharm.Bull*.1991，39 (1)：120
[14] 张明发，沈雅琴，朱自平，等. 干姜温中止痛作用研究. 西北药学杂志，1996，11(4)：186
[15] 黄梁绮龄，苏美玲，陈培榕. 山鸡椒挥发油成分分析及其抗真菌保鲜作用的研究. 天然产物研究与开发，1994，6(4)：1-5
[16] 刘同祥，刘庆山，申刚义，等.大果木姜子镇痛作用活性部位筛选. 北京中医药大学学报，2010，33(8)：550-554
[17] 吕昭萍，黄云莉，王正文，等. 山苍子油的抗菌作用研究. 皮肤病与性病，1997，19 (4)：3-4
[18] 顾仁勇，刘莹莹. 山苍子精油抑菌及抗氧化作用的研究. 食品科学，2006，27(11)：86-89
[19] 殷志勇，王秋娟，贾莹. 山苍子水提物柠檬醛抗哮喘作用的实验研究. 中国临床药理学与治疗学，2005，2：197-201
[20] 郑虎占，董泽宏，余靖，等. 中药现代研究与应用(第五卷). 北京：学苑出版社，2001.7474-7477
[21] 杨东明，苏世文，李铣，等. 五灵脂活性成分的研究. 药学学报，1987，22 (10)：765-760
[22] 仲崇林，李焕荣，邓明鲁，等. 五灵脂化学成分的研究. 中草药，1990，21 (1)：11
[23] 李强，陆蕴如，鲁学照，等. 五灵脂化学成分的研究. 中国药学杂志，1999，34 (8)：514-516
[24] Numata A，Yang P，Takahashi C，*et al*. Cytoxic triterpenes from a Chinese medicine，Goreishi. *Chem P hermB u ll*，1989，39 (3)：648
[25] Numata A，Takahashi C，Miyayoto T，*et al*. New triterpenes from a Chinese medicine，Goreishi. *Chem P harm B u ll*，1990，38 (4)：942
[26] 陈月开，周纪伉，黄淑萍，等. 五灵脂无机成分的分析研究. 中国生化药物杂志，1994，15 (4)：241

第八章　含有高良姜的成方制剂

高良姜疗效确切，应用历史悠久。其性味辛、热，归脾、胃经，有温胃止呕，散寒止痛的功能，用于脘腹冷痛，胃寒呕吐，嗳气吞酸。常与其他药物配伍使用。制剂有丸剂、片剂、胶囊、膏剂、曲剂、酒剂、散剂、颗粒剂、冲剂、茶剂、搽剂、糊剂、口服液、气雾剂、灸剂等。现以剂型分类介绍被《中国药典》和部颁标准中收载的含高良姜的成方制剂。

一、丸　剂

(一)十香止痛丸[1]

Shixiang Zhitong Wan

【处方】

香附(醋炙)	160 g	乌药	80 g	檀香	40 g
延胡索(醋炙)	80 g	香橼	80 g	蒲黄	40 g
沉香	10 g	厚朴(姜汁炙)	80 g	零陵香	80 g
降香	40 g	丁香	10 g	五灵脂(醋炙)	80 g
木香	40 g	香排草	10 g	砂仁	10 g
乳香(醋炙)	40 g	高良姜	6 g	熟大黄	80 g

【制法】　以上十八味，粉碎成细粉，过筛，混匀，每 100 g 粉末加炼蜜 140～160 g 制成大蜜丸，即得。

【性状】　本品为深棕褐色的大蜜丸；气香，味微苦。

【功能与主治】　疏气解郁，散寒止痛。用于气滞胃寒，两胁胀满，胃脘刺痛，腹部隐痛。

【用法与用量】　口服。一次 1 丸，一日 2 次。

【注意】　孕妇慎服。

【规格】　每丸重 6g

【贮藏】　密封。

(二)九气拈痛丸[2]

Jiuqi Niantong Wan

【处方】

醋香附	138 g	木香	34.5 g	高良姜	34.5 g
陈皮	69 g	郁金	69 g	醋莪术	276 g
醋延胡索	138 g	槟榔	69 g	甘草	34.5 g
五灵脂(醸炒)	138 g				

【制法】　以上十味，粉碎成细粉，过筛，混匀，用水泛丸，干燥，即得。

【性状】　本品为黄褐色至棕褐色的水丸；气香，味苦、辣。

【功能与主治】　理气，活血，止痛。用于气滞血瘀导致的胸胁胀满疼痛、痛经。

【用法与用量】　口服。一次 6～9 g，一日 2 次。

【注意】　孕妇禁用。

【贮藏】　密封。

(三)朴沉化郁丸[3]

Pochen Huayu Wan

【处方】	醋香附	150 g	醋延胡索	35 g	麸炒枳壳	50 g
	檀香	5 g	木香	35 g	片姜黄	15 g
	柴胡	35 g	姜厚朴	75 g	丁香	35 g
	沉香	35 g	高良姜	25 g	醋青皮	35 g
	陈皮	100 g	甘草	35 g	豆蔻	35 g
	醋莪术	25 g	砂仁	35 g	肉桂	15 g

【制法】 以上十八味，粉碎成细粉，过筛，混匀。每 100 g 粉末加炼蜜 160～180 g 制成大蜜丸，即得。

【性状】 本品为棕色至棕褐色的大蜜丸；味甜、微苦。

【功能与主治】 疏肝解郁，开胃消食。用于肝气郁滞、肝胃不和所致的胃脘刺痛、胸腹胀满、恶心呕吐、停食停水、气滞闷郁。

【用法与用量】 口服。一次 1 丸，一日 2 次。

【注意】 孕妇慎用。

【规格】 每丸重 9 g

【贮藏】 密封。

(四)仲景胃灵丸[4]

Zhongjing Weiling Wan

【处方】	肉桂	延胡索	牡蛎	小茴香
	砂仁	高良姜	白芍	炙甘草

【制法】 以上八味，白芍、炙甘草加水煎煮二次，每次 2 h，合并煎液，滤过，滤液浓缩成稠膏，其余肉桂等六味粉碎成细粉，加入上述稠膏，混匀，烘干，粉碎成细粉，过筛，混匀。用水泛丸，用百草霜包衣，打光，干燥，即得。

【性状】 本品为黑褐色的浓缩水丸；气芳香，味辛、甘。

【功能与主治】 温中散寒，健胃止痛。用于脾胃虚弱，食欲不振，寒凝胃痛，脘腹胀满，呕吐酸水或清水。

【用法与用量】 口服。一次 1.2 g，一日 3 次；儿童酌减。

【规格】 每袋装 1.2 g

【贮藏】 密封。

(五)良附丸[5]

Liangfu Wan

【处方】	高良姜	500 g	醋香附	500 g

【制法】 以上二味，粉碎成细粉，过筛，混匀，用水泛丸，干燥，即得。

【性状】 本品为棕黄色至黄褐色的水丸；气微香，味辣。

【功能与主治】 温胃理气。用于寒凝气滞，脘痛吐酸，胸腹胀满。

【用法与用量】 口服。一次 3～6 g，一日 2 次。

【贮藏】 密闭，防潮。

(六)妇科回生丸[6]

Fuke Huisheng Wan

【处方】

人参	7.5 g	白术(麸炒)	4.5 g	苍术	15 g
茯苓	15 g	甘草	7.5 g	青皮(醋炙)	4.5 g
陈皮	7.5 g	熟地黄	15 g	当归	15g
白芍	7.5 g	川芎	15 g	桃仁(去皮)	15 g
红花	45 g	木香	7.5 g	香附(醋炙)	15 g
乌药	15 g	延胡索(醋炙)	15 g	三棱(麸炒)	7.5g
蒲黄	15 g	五灵脂(醋炙)	7.5 g	苏木	14.4 g
乳香(醋炙)	1.5 g	没药(醋炙)	1.5 g	米醋	720 g
大黄	240 g	地榆(炭	7.5 g	牛膝	15 g
山茱萸(酒炙)	7.5 g	黑豆	240 g	高良姜	1.5 g
羌活	7.5 g	木瓜	4.5 g		

【制法】　以上三十二味，大黄粉碎粗粉，红花、苏木、黑豆加水煎煮为浓汁，与米醋、大黄共煎煮成稠膏状，其余人参二十七味粉碎成粗粉，与上述煎煮的大黄搅匀，干燥，粉碎成细粉，过筛，混匀。每 100 g 粉末加炼蜜 125 g 制成大蜜丸，即得。

【性状】　本品为黑色的大蜜丸；味甜、微苦。

【功能与主治】　通经化瘀，止痛。用于气虚血亏，瘀血凝滞引起的经期不准，经闭，癥瘕血块，腹部痞胀，身体消瘦，四肢困倦，产后恶露不尽等症。

【用法与用量】　温黄酒或温开水送服，一次 1 丸，一日 2 次。

【注意】　孕妇忌服。

【规格】　每丸重 9 g。

【贮藏】　密闭，防潮。

(七)八宝瑞生丸[7]

Babao Ruishen Wan

【处方】

当归	108 g	茯苓	66 g	草果仁(炒)	66 g
延胡索(醋制)	108 g	高良姜	66 g	草豆蔻	66 g
干姜	45 g	郁金	45 g	肉桂	45 g
山楂	108 g	香附(醋制)	108 g	甘草	45 g
六神曲	66 g				

【制法】　以上十三味，粉碎成细粉，过筛，混匀，每 100 g 粉末加炼蜜 140～160 g 制成大蜜丸，即得。

【性状】　本品为棕黑色的大蜜丸；气芳香，味苦辛微甜。

【功能与主治】　散寒化湿，理气消食。用于脾胃寒湿，脘腹胀满，食积气滞，寒疝腹痛等。

【用法与用量】　黄酒或温开水送服，一次 1 丸，一日 2 次。

【注意】　孕妇忌服。

【规格】　每丸重 9 g

【贮藏】　密封。

(八)古楼山跌打丸[8]

Guloushan Dieda Wan

【处方】

南刘寄奴	24 g	延胡索	20 g	桂枝	36 g

乳香	12 g	骨碎补	24 g	琥珀	12 g
白芷	24 g	高良姜	24 g	续断	24 g
牛膝	24 g	香附	24 g	补骨脂	24 g
当归尾	12 g	桃仁	36 g	郁金	20 g
自然铜(醋制)	20 g	没药	12 g	沉香	12 g
莪术	24 g	川芎	24 g	泽兰	24 g
红花	24 g	木瓜	24 g	杜仲	24 g
三棱	24 g	桔梗	24 g	血竭	10 g
三七	7 g	甘草	12 g	枳壳	24 g
威灵仙	24 g	豆蔻	24 g		

【制法】 以上三十二味，粉碎成细粉，过筛，混匀。每 100 g 粉末加炼蜜 125～135 g 制成大蜜丸，即得。

【性状】 本品为棕褐色的大蜜丸；气微香，味苦、微甜。

【功能与主治】 舒筋活血，散瘀止痛。用于跌打损伤，瘀积肿痛，筋骨扭痛，腰肌劳损。

【用法与用量】 口服，一次 1 丸；一日 2 次。

【规格】 每丸重 6 g

【贮藏】 密封。

(九) 药酒丸[9]

Yaojiu Wan

【处方】

高良姜	240 g	干姜	180 g	丁香	120 g
官桂	247 g	红豆蔻	240 g	山柰	240 g
甘松	487 g	细辛	180 g	白芷	480 g
栀子(姜炙)	300 g	羌活	180 g	独活	180 g
檀香	60 g	砂仁	300 g	香附(醋炙)	720 g
木香	180 g	川芎	300 g	当归	360 g
红曲	1920 g	陈皮	720 g	青皮(醋炙)	300 g
薄荷	480 g	苦杏仁(炒)	480 g	甘草	960 g
草乌(甘草银花炙)	120 g	广藿香	480 g	菊花	1440 g
川乌(甘草银花炙)	120 g				

【制法】 以上二十八味，粉碎成细粉，过筛，混匀。每 100 g 粉末加炼蜜 160～170 g 制成大蜜丸，即得。

【性状】 本品为棕红色的大蜜丸；气香，味微辛、甘。

【功能与主治】 祛湿散寒，疏风通络。用于外受风寒湿邪引起的手足麻木，下肢软弱，筋骨疼痛，气滞积聚，痞满腹痛。

【用法与用量】 口服，一次 1 丸，一日 2 次；或取 1 丸，用白酒 60 ml 泡化，每次饮 10～15 ml。

【规格】 每丸重 9 g

【贮藏】 密封。

(十) 妇康丸[10]

Fukang Wan

【处方】

白术(土炒)	12 g	党参	12 g	茯苓	12 g
苍术(米泔水炙)	12 g	川芎(酒炙)	12 g	熟地黄	12 g
川牛膝	12 g	蒲黄	12 g	香附	12 g

乳香(麸炒)	12 g	木瓜	12 g	延胡索(醋炙)	12 g
高良姜	12 g	没药(麸炒)	12 g	青皮(醋炙)	12 g
地榆(炭)	28 g	当归(酒炙)	28 g	乌药(醋炙)	12 g
白芍(酒炙)	28 g	桃仁(去皮尖，炒)	12 g	益母草	28 g
羌活	28 g	山茱萸(蒸)	28 g	三棱(醋炙)	28 g
木香	28 g	陈皮	28 g	五灵脂(醋炙)	28 g
甘草	28 g	大黄(制)	1500 g		

【制法】 以上二十九味，粉碎成细粉，过筛，混匀。每 100 g 粉末加炼蜜 20～25 g 与适量的水，泛丸，干燥，制成水蜜丸；或加炼蜜 130～150 g 制成大蜜丸，即得。

【性状】 本品为黑色的水蜜丸和大蜜丸；气香，味苦。

【功能与主治】 益气养血，行气化瘀。用于产后气血不足，虚中夹瘀，寒热错杂的胁腹胀痛，腹痛，头身疼痛，恶露不绝，血晕昏迷，大便秘结，无乳等症。

【用法与用量】 口服，一日 2 次，首次服通气丸一袋，以后五次，每次服妇康丸蜜丸 2 丸，或水蜜丸一袋，温开水或黄酒送服。

【注意】 忌食鲜物、生冷、腥荤。

【规格】 蜜丸每丸重 9 g；水蜜丸每袋装 9 g

【贮藏】 密闭，防潮。

注：1. 大黄的炮制方法 取大黄 1500 g，打成碎块，与黄酒 150 g、米醋 1250 g、苏木 120 g 和黑豆 1000 g 的水煎液及红花 120g 同置夹层锅内，蒸汽加热至沸，前 4h 保持微沸，后 6h 加大蒸气压使沸暴，待全部辅料浸润完，取出晒干或烘干，即得。

2. 通气丸的质量标准

【处方】

青皮(醋炙)	72 g	陈皮	72 g	蒲公英	36 g
连翘	18 g	木香	13.5 g	甘草	13.5 g
乳香(麸炒)	9 g				

【制法】 以上七味，粉碎成细粉，过筛，混匀，用水泛丸，干燥，即得。

【性状】 本品为棕色的水丸；气芳香，味微苦。

【功能与主治】 同妇康丸。

【用法与用量】 同妇康丸。

【注意】 同妇康丸。

【规格】 每袋装 7.5 g

【贮藏】 密闭，防潮。

(十一)紫蔻丸[11]

Zikou Wan

【处方】

山楂(去核)	60 g	香醋(醋制)	40 g	白术(炒)	30 g
茯苓	20 g	槟榔	20 g	莱菔子(炒)	20 g
草豆蔻	20 g	麦芽	20 g	六神曲(炒)	20 g
陈皮	10 g	枳壳(炒)	20 g	木香	10 g
广藿香	10 g	甘草	10 g	高良姜	10 g
豆蔻	10 g	青皮	20 g	官桂	6 g
砂仁	6 g	丁香	6 g		

【制法】 以上二十味，粉碎成细粉，过筛，混匀。每 100 g 粉末加炼蜜 140～150 g 制成大蜜丸，即得。

【性状】 本品为棕黑色的大蜜丸；气芳香，味辛，微苦。

【功能主治】 温中行气，健胃消食。用于寒郁气滞或饮食所至的消化不良，恶心呕吐，嗳气吞酸，胀满，胃脘疼痛。

【用法用量】 口服，一次 1 丸，一日 2～3 次。

【规格】 每丸重 9 g

【贮藏】 密封。

(十二)胃病丸(胃病丹)[12]

Weibing Wan

【处方】

槟榔	30 g	香附(醋炙)	30 g	枳壳(麸炒)	120 g
陈皮	30 g	砂仁	15 g	六神曲(麸炒)	30 g
山楂(炒)	30 g	白扁豆	30 g	麦芽(炒)	60 g
桔梗	30 g	谷芽(炒)	60 g	厚朴(姜炙)	30 g
黄连	15 g	瓜蒌	60 g	鸡内金(醋炙)	30 g
枳实(炒)	30 g	莱菔子(炒)	15 g	吴茱萸(甘草水炙)	5 g
茯苓	30 g	郁金	30 g	赭石(煅醋淬)	30 g
甘草	30 g	泽泻	30 g	檀香	15 g
木香	15 g	豆蔻	15 g	苏合香	6 g
法半夏	30 g	黄芩	30 g	白术(麸炒)	60 g
高良姜	15 g	刀豆	30 g	薤白	30 g
北沙参	60 g	连翘	30 g	九节菖蒲	15 g
细辛	15 g	薄荷	15 g		

【制法】 以上三十八味，粉碎成细粉，过筛，混匀，用水泛丸，干燥。每 1000 g 丸药加滑石粉 250 g，包衣，打光，干燥，即得。

【性状】 本品为白色的水丸，除去外衣显浅黄色；气微香，味苦。

【功能与主治】 健脾化滞，理气止呕。用于脾胃虚弱，消化不良引起的胃脘疼痛气逆胸满，倒饱嘈杂，嗳气吞酸，呕吐恶心，宿食停水，食欲不振，大便不调。

【用法与用量】 口服，一次 6 g，一日 2 次。

【规格】 每 100 粒重 6 g

【贮藏】 密封。

(十三)透骨镇风丸(透骨镇风丹)[13]

Tougu Zhenfeng Wan

【处方】

香加皮	450 g	甘松	450 g	荆芥	450 g
关木通	450 g	天麻	450 g	白芷	450 g
青风藤	450 g	羌活	450 g	麻黄	450 g
防风	50 g	独活	450 g	苍术	450 g
僵蚕(麸炒)	450 g	海桐皮	450 g	全蝎	450 g
川乌(甘草银花炙)	225 g	木瓜	450 g	木贼	225 g
草乌(甘草银花炙)	225 g	细辛	225 g	丁香	225 g
白附子(矾炙)	225 g	干姜	450 g	草果	225 g
吴茱萸(甘草炙)	450 g	山柰	225 g	红豆蔻	450 g
肉豆蔻(煨)	225 g	肉桂	450 g	豆蔻	225 g
八角茴香	225 g	高良姜	225 g	牡丹皮	450 g
赤芍	450 g	没药(醋炙)	450 g	牛膝	450 g

川芎	450 g	莪术（醋炙）	450 g	血竭	225 g
乳香（醋炙）	225 g	三棱（麸炒）	225 g	菟丝子	450 g
自然铜（煅醋淬）	225 g	杜仲（炭）	450 g	续断	450 g
虎骨（油炙）	450 g	当归	450 g	石南藤	450 g
葫芦巴（盐炙）	450 g	白芍	450 g	地骨皮	450 g
巴戟天（甘草炙）	450 g	益智仁（盐炙）	450 g	大青盐	225 g
龟甲（沙烫醋淬）	450 g	黄芪	450 g	茯苓	450 g
肉苁蓉（酒炙）	450 g	韭菜子	225 g	甘草	225 g
补骨脂（盐炙）	225 g	熟地黄	450 g	苦杏仁	450 g
小茴香（盐炙）	225 g	鹿茸	225 g	陈皮	450 g
五味子（醋炙）	225 g	人参	225 g	广藿香	450 g
龙骨（煅）	225 g	枳壳（麸炒）	450 g	连翘	450 g
白术（麸炒）	225 g	法半夏	450 g	罂粟壳	450 g
柏子仁	450 g	滑石	450 g	桔梗	450 g
乌药	450 g	厚朴（姜炙）	450 g	砂仁	450 g
天南星（矾炙）	450 g	青皮（醋炙）	450 g	川楝子	225 g
香附（醋炙）	450 g	远志（甘草炙）	450 g	麝香	114 g
枳实	450 g	木香	225 g	朱砂	228 g

【制法】 以上九十味，朱砂水飞或粉碎成极细粉，麝香研成细粉；其余香加皮等八十八味粉碎成细粉，过筛，混匀，与上述粉末配研，过筛，混匀。每100 g粉末加炼蜜140～150 g制成大蜜丸，即得。

【性状】 本品为黑棕色的大蜜丸；气香，味微甘、苦。

【功能与主治】 疏风散寒，温通经络。用于风寒湿邪、痹阻经络引起的腰背疼痛肢体麻木，筋骨软弱，半身不遂，跌打损伤，瘀血肿痛。

【用法与用量】 口服，一次1丸，一日2次。

【注意】 孕妇忌服。

【规格】 每丸重9 g

【贮藏】 密封。

（十四）十香定痛丸[14]

Shixiang Dingtong Wan

【处方】

丁香	60 g	母丁香	60 g	降香	60 g
小茴香（盐炙）	30 g	檀香	30 g	木香	60 g
香附（醋炙）	120 g	乳香（醋炙）	60 g	豆蔻	15 g
枳实	60 g	厚朴（姜炙）	60 g	三棱（麸炒）	60 g
莪术（醋炙）	60 g	蒲黄	30 g	五灵脂（醋炙）	60 g
片姜黄	60 g	元胡（醋炙）	60 g	红花	30 g
赤芍	30 g	白芍	60 g	没药（醋炙）	60 g
肉桂（去粗皮）	30 g	白术	60 g	山楂（炒）	60 g
茯苓	60 g	高良姜	60 g	石菖蒲	60 g
牵牛子（炒）	120 g	槟榔	60 g	法半夏	30 g
甘草	30 g	松罗茶	60 g	砂仁	60 g
安息香	30 g	苏合香	20 g	朱砂粉	60 g
沉香粉	60 g				

【制法】 以上三十七味，除朱砂粉、沉香粉外，安息香研成细粉，苏合香炖化，滤过；其余丁香等三十三味粉碎成细粉，过筛，混匀，与上述朱砂等三味细粉配研，过筛，混匀。每 100 g 粉末加炼蜜 90～110 g，并加苏合香制成大蜜丸，即得。

【性状】 本品为棕红色的大蜜丸；气香，味甜，微辛。

【功能与主治】 舒肝解郁，和胃止痛。用于肝胃不和，气滞血瘀引起的胸胁胀满，胃脘疼痛，食积腹胀，经期腹痛。

【用法与用量】 口服，一次 1 丸，一日 2 次。

【注意】 孕妇忌服。

【规格】 每丸重 6 g

【贮藏】 密封。

（十五）胃疡宁丸[15]

Weiyangning Wan

【处方】

白术（制）	360 g	乌药	360 g	山药（炒）	360 g
白及	360 g	青皮	180 g	高良姜	90 g
赤芍	600 g	仙鹤草	600 g	甘草	360 g
珍珠层粉	90 g	香附	180 g	五指毛桃	600 g

【制法】 以上十二味，除珍珠层粉外，香附、青皮、高良姜用水蒸气蒸馏法提取挥发油，挥发油备用，药液滤过，滤液备用；白术、白及、乌药和山药粉碎成粗粉；其余仙鹤草等四味加水煎煮二次，每次 2 h，滤过，滤液与上述滤液合并，浓缩成稠膏，与白术等粗粉混匀，干燥，加入珍珠层粉，混匀，粉碎成细粉，与上述挥发油混匀。每 100 g 粉末加炼蜜 80～100 g，制成大蜜丸，即得。

【性状】 本品为黄褐色的大蜜丸；味微甘、苦。

【功能与主治】 温中散寒，理气止痛，制酸止血。用于胃脘胀痛或刺痛，呕吐泛酸，胃及十二指肠溃疡属于寒凝气滞血瘀者。

【用法与用量】 口服，一次 1～2 丸，一日 2～3 次，饭前或痛前用盐水送服，连续服用 40～50 天。

【规格】 每丸重 3 g

【贮藏】 密封。

（十六）菖蒲四味丸[16]

Changpu Siwei Wan

【处方】

石菖蒲	100 g	高良姜	400 g
紫硇砂	200 g	木香	100 g

【制法】 以上四味，粉碎成细粉，过筛，混匀，用凉开水泛丸，打光，干燥，即得。

【性状】 本品为灰褐色水丸，味辛涩，气香。

【功能主治】 镇“巴达干赫依”，消喘止痛。用于膈肌痉挛，胸闷气短，胸肋刺痛，消化不良。

【用法用量】 口服，一次 20～25 粒，一日 1～2 次。

【注意】 孕妇慎服。

【规格】 每盒 30 g（约 240 粒）

【贮藏】 密闭，防潮。

（十七）罗补甫克比日丸[17]

Luobufukebiri Wan

【处方】

牛鞭	24 g	肉桂	10 g	苜蓿子	12 g

高良姜	10 g	洋葱子	12 g	丁香	10 g
芫青子	12 g	花椒	42 g	胡萝卜子	14 g
芝麻	42 g	甜瓜子	12 g	巴旦仁	12 g
黄瓜子	12 g	欧细辛	10 g	韭菜子	12 g
大叶补血草	18 g	莳萝子	12 g	蒺藜	15 g
奶桃	40 g	紫茉莉根	10 g	棉子	20 g
木香	12 g	姜片	12 g	肉豆蔻衣	10 g
白皮松子	50 g	芝麻菜子	12 g	西红花	5 g
铁力木	10 g	荜茇	10 g	肉豆蔻	20 g

【制法】 以上三十味，除西红花外，其余牛鞭等二十九味粉碎成细粉；将西红花研细，与上述细粉混匀，加入炼蜜 550～650 g，搅匀，制成小蜜丸，干燥，即得。

【性状】 本品为黑色的小蜜丸；气香，味微苦。

【功能主治】 温补脑肾，益心填精。用于阳痿，抑郁，滑精，早泄，体虚，消瘦，神经衰弱。

【用法用量】 口服，一次 10～15 丸，一日 2 次。

【规格】 每丸重 0.3 g

【贮藏】 密闭，防潮。

二、膏　剂

(一)天和追风膏[18]

Tianhe Zhuifeng Gao

【处方】

生草乌	麻黄	细辛	羌活
乌药	白芷	高良姜	独活
威灵仙	生川乌	肉桂	红花
桃仁	苏木	赤芍	乳香
没药	当归	蜈蚣	蛇蜕
海风藤	牛膝	续断	香加皮
红大戟	麝香酮	龙血竭	肉桂油
冰片	薄荷脑	辣椒浸膏	丁香罗勒油
樟脑	水杨酸甲酯		

【制法】 以上三十四味，除麝香酮、龙血竭、肉桂油、冰片、薄荷脑、辣椒浸膏、丁香罗勒油、樟脑、水杨酸甲酯外，其余生草乌等二十五味粉碎成粗粉，用 90%乙醇回流提取，滤过，滤液回收乙醇浓缩成相对密度约 1.05(60℃)的清膏，加入上述麝香酮、龙血竭、肉桂油、冰片、薄荷脑、辣椒浸膏、丁香罗勒油、樟脑、水杨酸甲酯、月桂氮䓬酮，混匀，另加 3.7～4.0 倍重的橡胶或热可塑橡胶、松香等制成的基质，制成涂料，进行涂膏，切段，盖衬，切成小块，即得。

【性状】 本品为淡红棕色至红棕色的片状或带孔片状橡胶膏；气芳香。

【功能与主治】 温经通络，祛风除湿，活血止痛。用于风湿痹痛，腰背酸痛，四肢麻木，经脉拘挛等症。

【用法与用量】 外用，贴患处。

【注意】 孕妇禁用。请在医生指导下使用。

【规格】 7 cm×10 cm

【贮藏】 密封，置阴凉处。

注：辣椒流浸膏的制法 取干红辣椒，粉碎成粗粉，用 90%乙醇浸渍，并加热回流提取三次，

滤过，合并滤液，浓缩成相对密度为 1.10(55℃)的流浸膏，即得。

(二)狗皮膏[19]

Goupi Gao

【处方】

生川乌	80 g	生草乌	40 g	羌活	20 g
独活	20 g	青风藤	30 g	香加皮	30 g
防风	30 g	铁丝威灵仙	30 g	苍术	20 g
蛇床子	20 g	麻黄	30 g	高良姜	9 g
小茴香	20 g	官桂	10 g	当归	20 g
赤芍	30 g	木瓜	30 g	苏木	30 g
大黄	30 g	油松节	30 g	续断	40 g
川芎	30 g	白芷	30 g	乳香	34 g
没药	34 g	冰片	17 g	樟脑	34 g
丁香	17 g	肉桂	11 g		

【制法】 以上二十九味，乳香、没药、丁香、肉桂分别粉碎成粉末，与樟脑、冰片粉末配研，过筛，混匀；其余生川乌等二十三味酌予碎断，与食用植物油 3495 g 同置锅内炸枯，去渣，滤过，炼至滴水成珠。另取红丹 1040～1140 g，加入油内，搅匀，收膏，将膏浸泡于水中。取膏，用文火熔化，加入上述粉末，搅匀，分摊于兽皮或布上，即得。

【性状】 本品为摊于兽皮或布上的黑膏药。

【功能与主治】 祛风散寒，活血止痛。用于风寒湿邪、气血瘀滞所致的痹病，症见四肢麻木、腰腿疼痛、筋脉拘挛，或跌打损伤、闪腰岔气、局部肿痛；或寒湿瘀滞所致的脘腹冷痛、行经腹痛、寒湿带下、积聚痞块。

【用法与用量】 外用。用生姜擦净患处皮肤，将膏药加温软化，贴于患处或穴位。

【注意】 孕妇忌贴腰部和腹部。

【规格】 每张净重①12 g；②15 g；③24 g；④30 g

【贮藏】 密闭，置阴凉干燥处。

(三)新型狗皮膏[20]

Xinxing Goupi Gao

【处方】

生川乌	100 g	羌活	30 g	高良姜	20 g
官桂	10 g	当归	20 g	防己	30 g
麻黄	30 g	红花	30 g	洋金花	20 g
白屈菜	20 g	花椒	10 g	蟾酥	0.5 g
白花菜子	15 g	透骨草	40 g	没药	5.32 g
乳香	5.32 g	薄荷脑	3.04 g	冰片	1.98 g
樟脑	5.32 g	水杨酸甲酯	3.65 g	八角茴香油	5.32 g
盐酸苯海拉明	2.58 g				

【制法】 以上二十二味，除薄荷脑、冰片、樟脑、水杨酸甲酯、八角茴香油、盐酸苯海拉明外，没药、乳香分别粉碎成细粉。羌活、官桂、当归提取挥发油，蒸馏后的水溶液浓缩至相对密度为 1.10～1.15(50℃测)，加入乙醇，使含醇量达 60%，滤过；生川乌、高良姜、防己、洋金花、白屈菜、花椒、白花菜子等七味粉碎成粗粉，用 80%乙醇加热回流 3 次，合并提取液，与上述滤液合并，回收乙醇并浓缩至相对密度为 1.40(50℃测)的稠膏；蟾酥粉碎成粗粉，用 20%乙醇浸泡至稀糊状，滤过；其余麻黄等三味加水煎煮 3 次，合并煎液，浓缩成稠膏，与上述稠膏、蟾酥滤液合并，加入羌活等挥发油及没药等八味药，混匀，另加 3.5～4.5 倍重量的由橡胶、松香等

制成的基质，制成涂料，进行涂膏，切段，盖衬，切成小块，即得。

【性状】 本品为浅棕色的片状橡胶膏；气芳香。

【功能与主治】 祛风散寒，舒筋活血，止痛。用于急性扭伤，风湿痛，神经痛，关节和肌肉酸痛等症。

【用法与用量】 贴患处。

【注意】 对橡胶膏过敏者慎用。

【规格】 每张 6.5 cm×5 cm；6.5 cm×10 cm

【贮藏】 密封。

（四）阿魏麝香化积膏[21]

Ewei Shexiang Huaji Gao

【处方】

阿魏	250 g	麝香	10 g	透骨草	125 g
千年健	60 g	钻地风	60 g	川牛膝	60 g
杜仲	60 g	附子	60 g	当归	60 g
防风	60 g	高良姜	60 g	甘草	30 g
川乌	30 g	草乌	30 g	白芷	60 g
穿山甲	100 g	细辛	60 g	肉桂	60 g

【制法】 以上十八味，除麝香研细，阿魏、肉桂粉碎成细粉，与上述粉末配研，过筛，混匀。将透骨草等十五味酌以碎断，与食用植物油 10 000 g 同置锅内炸枯（透骨草细辛后下），去渣、滤过，炼至滴水成珠，另取红丹 4500 g 加入油内搅匀，收膏，将膏浸泡于水中。取膏用文火溶化后，将阿魏等细粉加入搅匀，分摊于布上，即得。

【性状】 本品为摊于布上的黑色膏药；气特异。

【功能与主治】 化痞消积，追风散寒，活血祛瘀。用于虚寒痞块，肚腹饱胀，腰腿疼痛，筋骨麻木，脾湿胃寒，妇女血寒，行经腹痛。

【用法与用量】 温热软化，贴于患处。

【注意】 孕妇忌贴。

【规格】 每张净重 9 g

【贮藏】 置阴凉干燥处。

（五）宝珍膏[22]

Baozhen Gao

【处方】

麝香	2.8 g	宝珍膏药粉	1482 g
芸香浸膏	200 g	黑药肉	24 000 g

【制法】 以上四味，取麝香研细，与宝珍膏药粉配研，混匀；黑药肉温热熔化，将上述药粉与芸香浸膏分次拌入，搅匀，分摊于布上，即得。

【性状】 本品为摊于布上的黑膏药。

【功能与主治】 除湿祛风，温经行滞。用于风寒湿痹，腰膝酸软，跌打损伤及筋脉拘挛疼痛等。

【用法与用量】 加温软化，贴于患处。

【注意】 孕妇慎用。

【规格】 每张净重 15 g

【贮藏】 密闭，置阴凉干燥处。

注：(1)宝珍膏药粉处方及制法：

【处方】

乳香(制)	20 g	没药(制)	20 g	丁香	20 g

檀香	20 g	荆芥	52 g	肉桂	86 g
甘松	140 g	独活	40 g	广陵香	40 g
香加皮	40 g	青皮	40 g	辛夷	40 g
排草	40 g	牡丹皮	40 g	桂枝	20 g
川芎	20 g	木香	20 g	大黄	260 g
细辛	90 g	片姜黄	90 g	山柰	90 g
白芷	90 g	胡椒	46 g	高良姜	90 g

【制法】 以上二十四味，粉碎成细粉，过筛，混匀，即得。

(2)黑药肉的处方及制法：

【处方】

大黄	60 g	当归	60 g	羌活	60 g
独活	60 g	麻黄	60 g	防风	60 g
赤芍	60 g	地黄	60 g	荆芥	60 g
玄参	60 g	白芷	60 g	黄柏	60 g
黄芩	60 g	乌药	60 g	官桂	40 g
马钱子	30 g	牡丹皮	30 g	鲜骨碎补	60 g

【制法】 以上十八味，酌予碎断，与棉籽油 24kg 同置锅中，浸泡后，炸枯，去渣，滤过，炼至滴水成珠；另取红丹(每 100 g 炼油用 27～33 g)，加入油内搅匀，收膏，将膏浸泡于水中，去“火毒”后捞出，即得。

(六)散风活血膏[23]

Sanfeng Huoxue Gao

【处方】

当归	30 g	独活	30 g	秦艽	30 g
苍术	30 g	白芷	30 g	杜仲	30 g
羌活	30 g	生川乌	30 g	干姜	30 g
高良姜	30 g	荆芥	30 g	防风	30 g
生草乌	30 g	川芎	30 g	地黄	30 g
玄参	30 g	穿山甲	14 g	甘草	14 g
麻黄	12 g	没药	40 g	肉桂	30 g
乳香	20 g	樟脑	20 g	龙骨(煅)	12 g
血竭	10 g	海螵蛸(去壳)	10 g	麝香	1 g

【制法】 以上二十七味，除樟脑外，没药、肉桂、乳香、龙骨、血竭、海螵蛸、麝香分别研成或粉碎成细粉，过筛，混匀；其余当归等十九味酌予碎断，与食用植物油 4800 g 同置锅内炸枯，去渣，滤过，炼至滴水成珠。另取红丹 1500～2100 g，加入油内，搅匀，收膏，将膏浸泡于水中。取膏用文火熔化，加入樟脑及上述粉末，搅匀，分别摊于布或纸上，即得。

【性状】 本品为摊于布或纸上的黑膏药。

【功能与主治】 散风活血，强筋壮骨。用于受风受寒，四肢麻木，腰腿酸痛，跌打损伤，伤筋动骨，筋骨疼痛。

【用法与用量】 加温软化，贴于患处。

【规格】 每张重①10 g；②20 g

【贮藏】 密闭，置阴凉干燥处。

(七)外用万应膏[24]

Waiyong Wanying Gao

【处方】

木香	12.2 g	排草	12.2 g	丁香	12.2 g

辛夷	12.2 g	乳香(制)	12.2 g	没药(制)	12.2 g
檀香	12.2 g	山柰	12.2 g	甘松	12.2 g
血竭	4.9 g	肉桂	30.4 g	苏合香	30.4 g
儿茶	4.9 g	赤芍	20 g	香附(制)	40 g
桃仁	20 g	乌药	40 g	全蝎	20 g
白附子	20 g	血余炭	20 g	红花	20 g
麻黄	20 g	三棱	20 g	防风	20 g
桂枝	20 g	白芷	20 g	僵蚕	20 g
秦艽	20 g	香加皮	20 g	大黄	20 g
莪术	20 g	栀子	20 g	当归	20 g
高良姜	20 g	威灵仙	20 g	生川乌	20 g
羌活	20 g	生草乌	20 g	独活	20 g
地黄	40 g				

【制法】 以上四十味，木香、丁香、排草、辛夷、乳香、没药、檀香、山柰、甘松、血竭、肉桂、儿茶、苏合香粉碎成细粉，过筛，混匀。其余香附等二十七味，酌予碎断，与食用植物油2400 g同置锅内炸枯，去渣，滤过，炼至滴水成珠，加入红丹600 g，搅匀，收膏，将膏浸泡于水中。取膏用文火熔化后，加入上述粉末，搅匀，分摊于纸上，即得。

【性状】 本品为摊于纸上的黑膏药。

【功能与主治】 活血镇痛。用于跌打损伤，负重闪腰，筋骨疼痛，足膝拘挛。

【用法与用量】 加温软化，贴于患处。

【规格】 每张净重①6 g；②12 g

【贮藏】 密闭，置阴凉干燥处。

（八）麝香风湿跌打膏[25]

Shexiang Fengshi Dieda Gao

【处方】 乳香　没药　禹白附　高良姜
肉桂　红花　川断　独活
羌活　丁香　川芎　冬青油
莪术　冰片　薄荷脑　麝香

【制法】 以上十六味，乳香、没药用95%乙醇提取三次，滤过，合并滤液，减压浓缩成膏。麝香粉碎成细粉，其余除冰片、薄荷脑、冬青油外，红花等十味药用90%乙醇提取四次，滤过，合并滤液，减压浓缩成膏。将橡胶、汽油、羊毛脂、凡士林、松香、氧化锌按橡胶膏剂方法制备后，加入上述两种浸膏及麝香、冰片、薄荷脑、冬青油充分搅匀，过80目筛，制成涂料，进行涂膏，切段，盖衬，切片，即得。

【性状】 本品为淡黄绿色的片状橡胶膏；气芳香。

【功能与主治】 祛风散寒，除湿，活血化瘀，止痛。适用于风湿疼痛，受风受寒，肌肉痛，腰、背痛，跌打损伤，扭伤等症。

【用法与用量】 外用，贴于患处。

【注意】 凡对橡皮膏药过敏或皮肤糜烂有渗出液、外出血及化脓者均不宜贴用。

【规格】 每片①5 cm×6.5 cm；②6.5 cm×9.5 cm

【贮藏】 密封，置阴凉干燥处。

(九)王回回狗皮膏[26]

Wanghuihui Goupi Gao

【处方】	玄参	生地	白芷	厚朴
	椿皮	独活	当归	苏木
	羌活	荜茇	官桂	鹿角
	木瓜	赤芍	大黄	高良姜
	油松节	阿魏	丁香	没药
	肉桂	冰片	乳香	樟脑

【制法】 以上二十四味，除冰片、樟脑外，丁香、肉桂、乳香、没药粉碎成细粉，过筛，混匀。其余羌活等十八味，酌予碎断，与食用植物油 4000 g 同置锅内炸枯，去渣，滤过，炼至滴水成珠；另取红丹 2000 g，加入油内，搅匀，收膏，将膏浸泡于水中。取膏用文火熔化后，加入冰片、樟脑及上述粉末，搅匀，分摊于兽皮或布上，即得。

【性状】 本品为摊于兽皮或布上的黑膏药。

【功能与主治】 祛风散寒，活血止痛。用于风寒湿痹引起：四肢麻木，腰腿疼痛，行经腹痛，湿寒带下，积聚痞块。

【用法与用量】 生姜擦净患处皮肤，加温软化，贴患处或穴位。

【注意】 孕妇忌贴脐、腹。

【规格】 每张净重 ①15 g；②30 g

【贮藏】 密闭，置阴凉干燥处。

(十)头风膏[27]

Toufeng Gao

【处方】	细辛	255 g	白芷	255 g	薄荷油	50.5ml
	地黄	40 g	香附(制)	40 g	乌药	40 g
	白附子	20 g	红花	20 g	三棱	20 g
	桂枝	20 g	僵蚕	20 g	香加皮	20 g
	莪术	20 g	当归	20 g	威灵仙	20 g
	羌活	20 g	独活	20 g	赤芍	20 g
	桃仁	20 g	全蝎	20 g	血余炭	20 g
	麻黄	20 g	防风	20 g	白芷	20 g
	秦艽	20 g	大黄	20 g	栀子	20 g
	高良姜	20 g	生川乌	20 g	生草乌	20 g

【制法】 以上三十味，除薄荷油外，细辛、白芷粉碎成细粉，过筛，混匀；其余地黄等二十七味，酌予碎断，与食用植物油 2400 g 同置锅内，炸枯，去渣，滤过，炼至滴水成珠。另取红丹 600 g，加入油内，搅匀，收膏，将膏浸泡于水中。

取膏用文火熔化，加入薄荷油及上述粉末，搅匀，分摊于纸上，即得。

【性状】 本品为摊于纸上的黑膏药。

【功能与主治】 散风止痛。用于感受风邪，防治产妇头痛。

【用法与用量】 外用，加热软化，贴于两侧太阳穴。

【规格】 每张净重 0.1 g

【贮藏】 密闭，置阴凉干燥处。

(十一)风湿膏药[28]

Fengshi Gaoyao

【处方】

大枫子	25 g	地黄	25 g	木鳖子	25 g
地肤子	5 g	丹参	5 g	蒲公英	5 g
土茯苓	5 g	川牛膝	5 g	骨碎补	5 g
威灵仙	5 g	蛇床子	5 g	粉萆薢	5 g
补骨脂	5 g	川芎	5 g	生天南星	25 g
薄荷	5 g	枳壳	5 g	牛蒡子	5 g
白芷	5 g	黄芩	5 g	防风	5 g
地骨皮	5 g	桔梗	5 g	锁阳	5 g
木瓜	5 g	高良姜	5 g	荆芥	5 g
生草乌	5 g	当归	5 g	生半夏	5 g
杜仲	5 g	羌活	5 g	生川乌	5 g
独活	5 g	蝉蜕	5 g	泽泻	5 g
陈皮	5 g	何首乌	5 g	石菖蒲	5 g
苍术	5 g	紫苏叶	5 g	金银花	5 g
南沙参	5 g	干姜	12.5 g	肉桂	50 g
冰片	31.5 g	樟脑	37.5 g	没药(制)	25 g
乳香(制)	25 g	细辛	12.5 g	生附子	13.5 g
全蝎	5 g	白胡椒	10 g	猪牙皂	25 g
山柰	5 g	丁香	10 g		

【制法】 以上五十六味，除川芎至干姜、肉桂至丁香等共四十三味药分别粉碎成细粉外，大枫子至补骨脂等十三味加麻油 3250 g 浸泡 3～7 天后，用文武火煎 2～3h，待油温在 200℃以上时，陆续加入桃、李、杨、槐、柳五枝与上述十三味药炸至金黄焦枯时，去渣，加入粗制松脂 50 g，继续炼至滴油成珠，滤过，滤油置锅内煎熬至锅边沸腾；另取红丹 975～1000 g，加入油内搅匀，收膏，将膏浸泡于水中。

取膏用文火熔化后，加入精制松脂 50 g，搅匀，待温度不低于 80℃时，加入川芎至干姜等三十一味药细粉，搅匀，待温度约 60℃时，加入肉桂至丁香等十二味药细粉，搅匀，分摊于狗皮(或其他兽皮)上，即得。

【性状】 本品为摊于兽皮上的黑膏药。

【功能与主治】 除湿散寒，祛风止痛。用于筋骨酸疼，四肢麻木，风寒湿痹，以及诸疼。

【用法与用量】 用生姜，酒精先擦皮肤，再加温软化膏药，贴于患处。

【规格】 每张净重 13 g

【贮藏】 密闭，置阴凉处。

(十二)伤痛舒[29]

Shang Tong Shu

【处方】

生川乌	生草乌	枫茄花	马钱子
红花	丹皮	甘松	官桂
兜茶	白芷	丁香	川芎
木香	降香	干姜	南细辛
苏木	高良姜	薄荷脑	冰片
苯甲醇	樟脑	冬青油	二甲基亚砜

桂皮醛

【性状】 本品为淡棕色的片状橡胶膏剂，气芳香。

【功能与主治】 活血消肿，散寒止痛。用于急性软组织挫伤、扭伤、风湿痹痛、腱鞘炎、肌肉劳损等症。

【用法与用量】 贴患处。

【注意】 孕妇慎用。

【规格】 ①5 cm×7 cm；②7 cm×10 cm

【贮藏】 密封，置阴凉处。

(十三)伤湿宝珍膏[30]

Shangshi Baozhen Gao

【处方】

麝香	大黄	细辛	高良姜
白芷	甘松	肉桂	独活
零棱香	香加皮	辛夷	青皮
牡丹皮	桂枝	川芎	木香
乳香	没药	丁香	檀香
荆芥	白胡椒	干姜	山柰
颠茄流浸膏	芸香浸膏	樟脑	薄荷脑
水杨酸甲酯			

【制法】 取麝香粉碎成粗粉，用溶剂渗漉，备用。大黄、细辛等药混合粉碎成粗粉，用90%乙醇渗漉，渗漉液浓缩至相对密度1.05的流浸膏备用，取基质加入麝香渗漉液，及上述各种流浸膏及樟脑、薄荷脑、水杨酸甲酯等药味，搅匀，滤过，静置，涂膏，70～80℃烘干，卷轴，切段，盖衬，切片，即得。

【性状】 本品为黄棕色的片状橡胶膏；气芳香。

【功能与主治】 除湿祛风，温经行滞。用于跌打损伤，风湿性神经痛，肩背疼痛，腰痛，筋骨酸痛。

【用法与用量】 外用，贴于患处。

【注意】 孕妇忌用。

【规格】 ①5 cm×7 cm；②2 cm×10 cm

【贮藏】 密封，置阴凉处。

(十四)祛风膏[31]

Qufeng Gao

【处方】

高良姜	50 g	当归	50 g	千年健	50 g
生草乌	60 g	威灵仙	40 g	地枫皮	40 g
防风	70 g	苏木	50 g	蜈蚣	4 条
桃仁	40 g	川芎	50 g	大风子	40 g
牛膝	60 g	生姜	150 g	大葱	150 g
木香	50 g	肉桂	40 g	丁香	40 g
乳香(制)	50 g	没药(制)	50 g	细辛	60 g

【制法】 以上二十一味，肉桂、丁香、木香、乳香、没药、细辛粉碎成细粉，过筛，混匀备用。其余高良姜等十五味，酌予碎断，加麻油6000 g，炸枯，去渣，滤过，炼至滴水成珠，加入红丹3000 g，搅匀使成膏状，将膏浸泡于水中。取膏用文火熔化，加入肉桂等细粉，搅匀，摊膏，即得。

【性状】 本品为黑色的硬膏。

【功能与主治】 破瘀止痛，化积消胀，追风散寒，舒筋活血。用于筋骨酸痛，四肢麻木，腰背疼痛，筋骨拘挛，肚腹寒痛，胃脘胀痛，积瘀寒块，水泻寒痢。

【用法与用量】 先用生姜擦净患处，取膏药1张加温软化贴患处。

【规格】 每张净重12 g

【贮藏】 密闭，置阴凉干燥处。

（十五）追风膏[32]

Zhuifeng Gao

【处方】

麻黄	525 g	独活	525 g	羌活	525 g
藁本	525 g	木瓜	525 g	生川乌	525 g
生草乌	525 g	防风	525 g	白芷	525 g
荆芥	525 g	当归	525 g	川芎	525 g
香加皮	525 g	赤芍	525 g	柴胡	525 g
牛膝	525 g	杜仲	525 g	枳壳	525 g
香附	525 g	桂枝	525 g	高良姜	525 g
连翘	525 g	陈皮	525 g	地黄	525 g
大黄	525 g	小茴香	30 g	肉桂	30 g
木香	60 g	乳香	60 g	没药	60 g

【制法】 以上三十味，除小茴香、肉桂、木香、乳香、没药分别粉碎成细粉外，其余麻黄等二十五味，酌予碎断，用麻油100 800 g同置锅内炸枯，去渣，滤过，炼至滴水成珠，每1500 g炼油加入红丹500 g，搅匀，收膏，将膏浸泡于水中。取膏用文火熔化，将小茴香粉、木香粉、乳香粉、没药粉、肉桂粉加入搅匀，分摊于布上，即得。

【性状】 本品为摊于布上的黑膏药。

【功能与主治】 追风散寒，舒筋活血。用于受风受寒，筋骨疼痛，四肢麻木，腰酸腿软，手足拘挛，肩背疼涌，行步艰难。

【用法与用量】 外用，加热软化，贴于患处。

【规格】 每张净重21 g

【贮藏】 密闭，置阴凉干燥处。

（十六）强身萝菠甫赛河里蜜膏[33]

Qiangshen Luob ofusaiheli Migao

【处方】

天门冬	15 g	芝麻	45 g	巴旦仁	45 g
高良姜	15 g	甜瓜子	45 g	阿月浑子	45 g
肉桂	15 g	大叶补血草	15 g	白皮松子仁	45 g
黄瓜子	15 g	欧矢车菊根	15 g	罂粟子	45 g
欧榛	15 g	白蜡树子	15 g		

【制法】 以上十四味，取天门冬、欧矢车菊根、大叶补血草、高良姜、肉桂等五味粉碎成细粉，过筛，混匀；其余芝麻等九味榨油，滤过，滤油与上述细粉混合，加炼蜜适量，混匀，制成1000 g，即得。

【性状】 本品为棕色的蜜膏；味甜、微苦。

【功能主治】 温补脑、肾，填补精液。用于性欲不振，精少肢软，晨酸形瘦，神经衰弱等。

【用法用量】 口服，一次6 g，一日2次。

【规格】 每瓶装100 g

【贮藏】 密封。

三、片　　剂

(一)化癥回生片[34]

Huazheng Huisheng Pian

【处方】

益母草	112 g	红花	14 g	花椒(炭)	14 g
烫水蛭	14 g	当归	28 g	苏木	14 g
醋三棱	14 g	两头尖	14 g	川芎	14 g
降香	14 g	醋香附	14 g	人参	42 g
高良姜	14 g	姜黄	8.4 g	没药(醋炙)	14 g
炒苦杏仁	21 g	大黄	56 g	人工麝香	14 g
盐小茴香	21 g	桃仁	21 g	五灵脂(醋炙)	14 g
虻虫	14 g	鳖甲胶	112 g	丁香	21 g
醋延胡索	14 g	白芍	28 g	蒲黄炭	14 g
乳香(醋炙)	14 g	干漆(煅)	14 g	制吴茱萸	14 g
阿魏	14 g	肉桂	14 g	醋艾炭	14 g
熟地黄	28 g	紫苏子	14 g		

【制法】 以上三十五味，除人工麝香、阿魏、熟地黄、益母草、鳖甲胶外，其余三十味混匀，取出 430 g，粉碎成细粉，剩余部分和益母草用水煎煮二次，滤过，合并滤液，加入鳖甲胶，溶化后，浓缩成稠膏。阿魏用水加热溶化，熟地黄水煎取汁，分别滤过，合并滤液，浓缩成稠膏。两膏合并，加入细粉拌匀，干燥，研细，用乙醇制粒，干燥，再加入研细的人工麝香，混匀，压制成 1000 片，即得。

【性状】 本品为棕黄色片；气香，味微苦。

【功能与主治】 消癥化瘀。用于瘀血内阻所致的癥积、妇女干血痨、产后血瘀、少腹疼痛拒按。

【用法与用量】 饭前温酒送服。一次 5～6 片，一日 2 次。

【注意】 孕妇禁用。

【贮藏】 密封。

(二)安中片[35]

Anzhong Pian

【处方】

桂枝	180 g	醋延胡索	180 g	煅牡蛎	180 g
小茴香	120 g	砂仁	120 g	高良姜	60 g
甘草	120 g				

【制法】 以上七味，桂枝 36 g 和煅牡蛎 72 g 粉碎成细粉，取用 80 g，其余备用；醋延胡索用 70%乙醇作溶剂，进行渗漉，收集渗漉液，回收乙醇，得清膏，备用；小茴香、砂仁、高良姜与剩余桂枝蒸馏，收集挥发油，药渣与上述备用粉末、甘草及剩余煅牡蛎和蒸馏后的药液加水煎煮三次，合并煎液，滤过，滤液浓缩至约 1000ml，静置，滤过，滤液与上述清膏合并，浓缩成稠膏，加入煅牡蛎等细粉，混匀，干燥，研细，加入蔗糖粉和淀粉适量，混匀，制成颗粒，干燥，加入挥发油，混匀，压制成 2500 片，即得；或加入辅料适量，混匀，制成颗粒，干燥，加入挥发油，混匀，压制成 1000 片，包薄膜衣，即得。

【性状】 本品为浅褐色的片或薄膜衣片，薄膜衣片除去包衣后为浅褐色；气香，味微甘、苦、涩。

【功能与主治】 温中散寒，理气止痛，和胃止呕。用于阳虚胃寒所致的胃痛，症见胃痛绵绵、畏寒喜暖、泛吐清水、神疲肢冷、慢性胃炎、胃及十二指肠溃疡见上述证候者。

【用法与用量】 口服。一次4～6片，儿童一次2～3片。〔规格①〕或一次2～3片，儿童一次1～1.5片〔规格②〕；一日3次，或遵医嘱。

【注意】 急性胃炎、出血性溃疡禁用。

【规格】 ①每片重0.2 g；②薄膜衣片，每片重0.52 g

【贮藏】 密封。

(三)胃痛定[36]

Weitongding

【处方】

肉桂	18 g	红花	42 g	沉香	60 g
五灵脂	18 g	豆蔻	18 g	雄黄	18 g
人参	12 g	白胡椒	18 g	枳壳	12 g
巴豆霜	1.8 g	高良姜	18 g	丁香	18 g
木香	18 g				

【制法】 以上十三味，除巴豆霜外，其余肉桂等十二味粉碎成细粉，另加糊精54 g，过筛，混匀，再与巴豆霜配研，制成颗粒，干燥，压制成980片，即得。

【性状】 本品为棕褐色；气香，味辛。

【功能与主治】 舒气，化郁，逐寒止痛。用于胃寒痛，胃气痛，食积疼。

【用法与用量】 口服，一次1片，一日2次；重症一次2片。

【注意】 勿食生冷及不易消化之食物，孕妇忌服。

【贮藏】 密封。

(四)补血调经片[37]

Buxue Tiaojing Pian

【处方】

鸡血藤	300 g	阿胶(海蛤粉炒)	18 g	岗稔子	300 g
肉桂	15 g	党参	90 g	艾叶(炒)	150 g
益母草(制)	210 g	金樱子	300 g	五指毛桃	150 g
香附(制)	300 g	豆豉姜	300 g	高良姜	210 g
苍术	72 g	千斤拔	300 g	桑寄生	300 g
白背叶	150 g	荠菜	120 g	甘草(炙)	30 g

【制法】 以上十八味，将阿胶加热溶化，肉桂粉碎成细粉，过筛，其余鸡血藤等十六味加水煎煮二次，合并煎液，滤过，静置沉淀，取上清液，浓缩成稠膏，趁热加入阿胶，搅匀，再与肉桂粉末混匀，干燥，粉碎成细粉，混匀，制成颗粒，低温干燥，压制成1000片，包糖衣，即得。

【性状】 本品为糖衣片，除去糖衣后，显棕黑色；味苦、微甘。

【功能与主治】 补血理气，调经。用于妇女贫血，面色萎黄，赤白带下，经痛，经漏，闭经等症。

【用法与用量】 口服，一次3片，一日2～3次。

【贮藏】 密封。

(五)胃气痛片[38]

Weiqitong Pian

【处方】

乌药	60 g	郁金	60 g	香附(制)	60 g

青皮	60 g	乳香(制)	20 g	没药(制)	20 g
五灵脂(炒)	80 g	高良姜	20 g	八角茴香	15 g
白芍(炒)	120 g	木香	30 g	丁香	20 g
肉桂	40 g				

【制法】 以上十三味，将乌药、郁金、香附、青皮加水煎煮二次，每次 4h，合并煎液，取药液溶化乳香、没药，静置，滤过，滤液浓缩成稠膏；其余五灵脂等七味粉碎成细粉，过筛，加入上述稠膏与适量辅料，混匀，制颗粒，干燥，压制成 1000 片，即得。

【性状】 本品为棕褐色的片；气香，味微苦。

【功能与主治】 理气，和胃，止痛。用于胃脘疼痛，胸腹胀满，呕吐酸水，消化不良。

【用法与用量】 口服，一次 5 片，一日 2 次。

【注意】 孕妇慎服。

【贮藏】 密封。

(六)仲景胃灵片[39]

Zhongjing Weiling Pian

【处方】 肉桂　延胡索　牡蛎　小茴香
砂仁　高良姜　白芍　炙甘草

【制法】 以上八味，白芍、甘草加水煎煮二次，每次 2h，合并煎液，滤过，滤液浓缩成稠膏；其余肉桂等六味粉碎成细粉，与上述稠膏混匀，干燥，粉碎成细粉，加入适量辅料，混匀，制粒，压制成 1000 片(大片)或 2000 片(小片)，即得。

【性状】 本品为棕褐色或黑褐色的片；气芳香，味辛、甘。

【功能与主治】 温中散寒，健胃止痛。用于脾胃虚弱，食欲不振，寒凝胃痛，脘腹胀满，呕吐酸水或清水。

【用法与用量】 口服，大片一次 2 片，小片一次 4 片，一日 3 次。

【规格】 每片重①大片 0.6 g；②小片 0.3 g

【贮藏】 密封。

(七)胆石片[40]

Danshi Pian

【处方】 牛胆水　火硝　鸡内金(炒)　枳壳
香附　木香　延胡索　黄连
白术　吴茱萸　高良姜　山楂
建曲　青皮

【性状】 本品为素片或薄膜衣片，素片或薄膜衣片除去包衣后呈浅棕黄色；气香，味苦。

【功能主治】 舒肝利胆、行气止病。用于气滞所致胁痛，症见：胁痛腹胀，阵发绞痛，痛引肩背，胃脘痞满，厌食油腻；胆结石和肝内胆管结石见上述证候者。

【用法用量】 口服。一次 6 片，一日 3 次，3 月为一疗程。

【规格】 素片每片重 0.5 g；薄膜衣片每片片芯重 0.5 g

【贮藏】 密封。

(八)驱白巴布期片[41]

Qubai Babuqi Pian

【处方】 补骨脂 120 g　驱虫斑鸠菊 120 g　高良姜 60 g
盒果藤 60 g　白花丹 40 g

【制法】 以上五味，粉碎成细粉，加单糖浆及淀粉适量，混匀，制粒，干燥，压制成 1000 片，即得。

【性状】 本品为黄灰色的片；气特异，味苦。

【功能主治】 通脉，理血。用于白热斯(白癜风)。

【用法用量】 口服，一次 3～5 片，一日 3 次。

【规格】 每片重 0.5 g

【贮藏】 密封。

(九)温肾苏拉甫片[42]

Wenshen Sulapu Pian

【处方】

中亚白及	200 g	肉豆蔻	200 g	高良姜	200 g
附子	100 g	肉豆蔻衣	100 g	肉桂	100 g
罂粟壳	100 g	西红花	10 g		

【制法】 以上八味，除西红花、中亚白及粉碎成细粉外；其余肉豆蔻等六味加水煎煮 3 次，每次 1h，合并煎液，滤过，滤液浓缩成稠膏，加入上述细粉，混匀，制粒，干燥，压制成 1000 片，包糖衣，即得。

【性状】 本品为糖衣片，除去糖衣后显棕色；气香，味微苦。

【功能主治】 温肾除湿。用于早泄，遗精，遗尿症等。

【用法用量】 口服，一次 1～2 片，一次 1 次。

【贮藏】 密封。

(十)伊木萨克片[43]

Yimusake Pian

【处方】

乳香	40 g	麝香	14 g	西红花	24 g
牛鞭	48 g	龙涎香	4 g	肉豆蔻	48 g
高良姜	34 g	丁香	160 g	中亚白及	72 g
马钱子(制)	24 g	罂粟壳	60 g		

【制法】 以上十一味，罂粟壳加水煎煮 2 次，每次 1h，合并煎液，滤过，滤液浓缩至 200 ml，备用。将麝香、西红花、龙涎香等分别研成细粉，其余乳香等七味粉碎成细粉，过筛。将上述各药粉混匀，用罂粟壳浓缩液制成颗粒，阴干，压制成 1000 片，即得。

【性状】 本品为灰黄色的片；味微甜。

【功能主治】 补肾壮阳，益精固涩。用于阳痿，早泄滑精，遗尿及神经衰弱。

【用法用量】 一次 2～3 片，一日 1 次，晚饭后服用。

【规格】 每片重 0.5 g

【贮藏】 密封。

四、胶　囊

(一)虚寒胃痛胶囊[44]

Xuhan Weitong Jiaonang

【处方】

黄芪(炙)	甘草(炙)	桂枝	党参
白芍	高良姜	大枣	干姜

【性状】 本品为胶囊剂，内容物为黄棕色的粉末；气香，味甘、辛。

【功能与主治】 温胃止痛，健脾益气。用于脾虚胃弱，胃脘隐痛，喜温喜按，遇冷或空腹痛重，十二指肠球部溃疡，慢性萎缩性胃炎等症。

【用法与用量】 口服，一次 4 粒，一日 3 次，或遵医嘱。

【规格】 每粒装 0.4 g

【贮藏】 密封。

（二）胃炎康胶囊[45]

Weiyankang Jiaonang

【处方】

白芍	100 g	甘草	100 g	桂枝	50 g
高良姜	50 g	黄连	25 g	柴胡	15 g

【制法】 以上六味，粉碎成细粉、过筛、混匀，装入胶囊，制成 1000 粒，即得。

【性状】 本品为胶囊剂，内容物为棕黄色的粉末。气香、味辛、苦。

【功能与主治】 舒肝和胃，缓急止痛。主治胃脘疼痛，呕恶泛酸、烧灼不适。用于十二指肠溃疡、胆汁返流性胃炎、慢性胃炎等具有以上症状者。

【用法与用量】 口服，一次 8 粒，一日 3 次。

【规格】 每粒装生药粉 0.3 g

【贮藏】 密封。

（三）胃复胶囊[46]

Weifu Jiaonang

【处方】

海螵蛸	三七	延胡索（醋制）	白及
砂仁	厚朴	木香	沉香
高良姜			

【性状】 本品为胶囊剂，内容物为淡褐色粉末；味微苦、涩。

【功能与主治】 理气活血，和胃止痛。用于脾胃不和，中焦气血阻滞所致的胃脘疼痛，腹胀，泛酸，嗳气，口苦等，以及消化道溃疡见上述症状者。

【用法与用量】 口服，一次 4 粒，一日 4 次，饭前 1 h 及每晚睡前服用。6～8 周为一疗程，或遵医嘱。

【注意】 孕妇禁用。

【规格】 每粒装 0.25 g

【贮藏】 密封。

（四）肝友胶囊[47]

Ganyou Jiaonang

【处方】

丹参	286 g	火炭母	286 g	虎杖	286 g
鸡骨草	286 g	茯苓	228 g	山楂	286 g
郁金	114 g	泽泻	228 g	神曲茶	114 g
鸡爪芋	191 g	茵陈	286 g	白背叶根	286 g
党参	191 g	蚕沙	143 g	白术	114 g

【制法】 以上十五味，取丹参 28.6 g，粉碎成细粉，备用；鸡爪芋加水煎煮二次，第一次 2 h，第二次 1 h，滤过，合并滤液，浓缩至稠膏状，干燥，粉碎成细粉；其余火炭母等十三味与剩余的丹参加水煎煮二次，滤过，合并滤液，浓缩至稠膏状，加入丹参粉末混匀，干燥，粉碎成细粉，与鸡爪芋提取物细粉混匀，干燥，分装，制成 1000 粒，即得。

【性状】 本品为胶囊剂，内容物为棕色粉末；味苦、涩。

【功能与主治】 清热利湿，疏肝解郁，活血化瘀，健脾导滞。用于急性、迁延性及慢性病毒性肝炎。

【用法与用量】 口服，一次 4 粒，一日 3 次，一个月为一疗程，连服 2～3 个月。

【规格】 每粒装 0.3 g

【贮藏】 密封。

注：神曲茶的处方及制法

【处方】

前胡	18 g	甘草	18 g	大黄	18 g
使君子	18 g	高良姜	18 g	百合	18 g
苍术	18 g	栀子	18 g	莪术(醋制)	18 g
薄荷	18 g	防风	18 g	羌活	18 g
姜黄	18 g	陈皮	18 g	山楂	18 g
蒲黄	18 g	柴胡	18 g	麦芽	18 g
厚朴	18 g	白扁豆	18 g	紫苏叶	18 g
苦杏仁	18 g	葛根	18 g	车前草	18 g
槟榔	18 g	泽兰	18 g	薏苡仁	18 g
独活	18 g	荆芥	18 g	木香	18 g
麻黄	18 g	益母	18 g	青皮	18 g
乌药	18 g	桔梗	18 g	诃子	18 g
大腹皮	18 g	香附	18 g	猪苓	18 g
三棱(醋制)	18 g	茯苓	18 g	广藿香	18 g
芡实	18 g	枳壳	18 g	草果	18 g
赤小豆	18 g	半夏(制)	18 g	花椒	18 g
山药	18 g	草豆蔻	28 g	木通	18 g
黄芩	28 g	枳实	18 g	黄柏	28 g
泽泻	18 g	青蒿	300 g	香薷	18 g
凤尾草	150 g	石菖蒲	18 g	辣蓼	375 g
木瓜	18 g	苍耳草	225 g		

【制法】 以上六十二味，青蒿、凤尾草、辣蓼、苍耳草四味分别粉碎成粗粉；前胡等五十八味共粉碎成粗粉，过筛，与上述粗粉混匀，加入辅料和沸水适量拌成曲团，印块，干燥，即得。

(五)九气拈痛胶囊[48]

Jiuqi Niantong Jiaonang

【处方】 香附(醋制)　延胡索(醋制)　陈皮　木香　槟榔　高良姜　莪术(醋制)　郁金　五灵脂(醋炒)　甘草

【性状】 本品为胶囊剂，内容物为棕褐色至棕黑色颗粒或粉末；气香，味苦、微涩。

【功能主治】 理气，活血，止痛。用于气滞血瘀导致的胸胁胀满疼痛、痛经。

【用法用量】 口服，一次 3 粒，一日 2 次，或遵医嘱。

【注意】 孕妇禁服。

【规格】 每粒装 0.4 g

【贮藏】 密封，置阴凉干燥处。

五、酒　　剂

(一)跌打榜药酒[49]

Diedabang Yaojiu

【处方】

三七	22 g	无名异	44 g	土鳖虫	22 g
鸡骨香	88 g	泽兰	44 g	薄荷	88 g
木鳖子	44 g	荜澄茄	44 g	栀子	44 g
独角莲	22 g	三棱	44 g	草乌	44 g
洋金花	44 g	南刘寄奴	44 g	芥子	44 g
莪术	44 g	红花	44 g	姜黄	44 g
甘草	44 g	假蒟	44 g	山柰	44 g
徐长卿	44 g	重楼	44 g	油松节	44 g
大黄	44 g	朱砂根	44 g	虎杖	44 g
九里香	44 g	驳骨丹	44 g	大茶药	44 g
小罗伞	44 g	鹰不泊	44 g	两面针	44 g
肉桂	44 g	田基黄	44 g	乌药	44 g
韩信草	44 g	骨碎补	44 g	生天南星	44 g
火炭母	44 g	赤芍	44 g	苏木	88 g
桃仁	44 g	当归	44 g	鹅不食草	44 g
功劳木	44 g	膜叶槌果藤	44 g	樟脑	132 g
蛤爪草	44 g	生姜	44 g	黑老虎根	44 g
自然铜	44 g	高良姜	44 g	麝香壳	11 g

【制法】 以上五十四味，除樟脑外，其余三七等五十三味粉碎成粗粉，照流浸膏剂与浸膏剂项下的渗漉法，用 75%乙醇 12.5 kg 作溶剂，浸渍 48 h 后，以每分钟 1～3 ml 的速度缓缓渗漉，收集渗漉液，在漉液中加入樟脑，搅拌使溶解后，静置，滤过，即得。

【性状】 本品为黄棕色的澄清液体；气香。

【功能与主治】 消肿止痛。用于跌打损伤，积瘀肿痛。

【用法与用量】 外用，涂擦患处。

【贮藏】 密封，置阴凉处。

(二)鸿茅药酒[50]

Hongmao Yaojiu

【处方】

制何首乌	15 g	地黄	15 g	白芷	15 g
山药(炒)	15 g	五倍子	15 g	广藿香	15 g
人参	30 g	桑白皮	15 g	海桐皮	15 g
甘松	15 g	独活	15 g	苍术(炒)	15 g
川芎	15 g	菟丝子(盐炒)	15 g	茯神	15 g
青皮(炒)	15 g	草果	15 g	山茱萸(去核)	15 g
附子(制)	15 g	厚朴	30 g	陈皮	15 g
五味子	15 g	牛膝	15 g	枳实(炒)	30 g
高良姜	15 g	山柰	15 g	款冬花	15 g
小茴香(盐炒)	240 g	桔梗	60 g	熟地黄	30 g

九节菖蒲	30 g	白术(炒)	45 g	槟榔	45 g
甘草	30 g	当归	90 g	秦艽	15 g
红花	60 g	莪术	15 g	莲子(去心)	15 g
木瓜	15 g	麦冬(去心)	15 g	羌活	15 g
香附(炒)	15 g	肉苁蓉	15 g	黄芪	15 g
天冬	15 g	桃仁	15 g	栀子(炒)	15 g
泽泻	15 g	乌药	15 g	半夏(制)	15 g
天南星(制)	15 g	苦杏仁(去皮、尖)	15 g	茯苓	30 g
远志	15 g	淫羊藿(炒)	15 g	三棱(醋制)	15 g
茜草	15 g	砂仁	60 g	肉桂	120 g
白豆蔻	60 g	红豆蔻	30 g	荜茇	60 g
沉香	30 g	豹骨	15 g	麝香	1 g
红曲	900 g				

【制法】　以上六十七味，除红曲外，麝香研细，豹骨加五倍量水煎煮 10h，至胶尽，将煎液滤过，滤液浓缩至稠膏状，放冷，备用；砂仁、肉桂、白豆蔻、荜茇、沉香粉碎成粗粉，其余制何首乌等五十八味另粉碎成粗粉。另取白酒 157 500 g、红糖 22 680 g、冰糖 7440 g 及红曲共置罐中，加入上述药粉，隔水加热，炖至酒沸，倾入缸内，冷却后密封静置两个月以上，取上清液，将残渣压榨，榨出液澄清后，加入麝香细粉，搅匀，密封静置，与上清液合并，制成 187 000 g，滤过，即得。

【性状】　本品为深红棕色的液体；味微甜、微苦。

【功能与主治】　祛风除湿，补气通络，舒筋活血，健脾温肾。用于风寒湿痹，筋骨疼痛，脾胃虚寒，肾亏腰酸以及妇女气虚血亏等症。

【用法与用量】　口服，一次 15 ml，一日 2 次。

【注意】　阴虚阳亢患者及孕妇慎用。

【规格】　每瓶装①250 ml；②500 ml

【贮藏】　密封，置阴凉处。

(三)痹通药酒[51]

Bitong Yaojiu

【处方】制草乌　25 g　当归　8.3 g
丁香　8.3 g　高良姜　8.3 g

【制法】　以上四味，分别粉碎成粗粉，加入 5 倍量的白酒，浸泡 2 h 后，加热回流提取 1.5 h，滤过，药渣再加 5 倍量的白酒回流提取 1.5 h，滤过，药渣再加 5 倍量的白酒回流提取 1.5 h，滤过，压榨药渣，合并滤液，静置 24 h，滤过，滤液加入炒至焦黄色的赤砂糖 33 g，振摇溶解，静置 24 h，滤取上清液，加入白酒调整总量至 1000 ml，即得。

【性状】　本品为棕红色的澄清液体；有酒香气，味微甜、微有麻舌感。

【功能与主治】　温经止痛，活血祛风。用于风湿麻木，腰背冷痛，风湿、类风湿关节炎，坐骨神经痛，骨质增生等。

【用法与用量】　口服，一次 5 ml，一日 2 次，早晚空腹服。

【注意】　服后两小时内禁热饮食。高血压、心脏病，孕妇忌用。

【规格】　每瓶装①100 ml；②250 ml

【贮藏】　密封，置阴凉处。

（四）风湿宁药酒[52]

Fengshining Yaojiu

【处方】

鸡血藤	100 g	首乌（制）	50 g	豨莶草	100 g
苍术（炒）	50 g	红藤	100 g	菝葜	50 g
老鹳草	100 g	红花	25 g	乌梢蛇	50 g
五加皮	25 g	桂枝	50 g	蚕沙	25 g
白鲜皮	50 g	石菖蒲	25 g	苦参	50 g
细辛	25 g	寻骨风	50 g	高良姜	25 g
桑枝	50 g	白芷	25 g	地黄	50 g
苍耳子	50 g	川芎	25 g		

【制法】 以上二十三味，粉碎成粗粉，按流浸膏剂与浸膏剂项下的渗漉法（附录 10）用白酒 8.6 kg 作溶剂，浸渍 48h 后，缓缓渗漉，收集漉液，静置，滤过，滤液加蔗糖 860 g 搅拌溶解，滤过，制成 8500 ml，即得。

【性状】 本品为棕红色澄清液体；具酒香气，味苦。

【功能与主治】 祛风活血，利湿通络。用于风湿性四肢麻木酸痛。

【用法与用量】 口服，一次 15～25 ml，一日 2 次。

【贮藏】 密封，置阴凉干燥处。

（五）壮骨酒[53]

Zhuanggu Jiu

【处方】

精制壮骨酒清膏	190 g	玉竹	90 g	陈皮	90 g
红曲	80 g	豹骨汁	80 g	松节	40 g
乳香	20 g	没药	20 g	肉桂	5 g
砂仁	5 g	豆蔻	5 g	檀香	5 g
木香	5 g	丁香	5 g	透骨搜风丸粉	12 g
再造丸粉	10 g	活络丸粉	4 g		

【制法】 以上十七味，肉桂、松节、砂仁、豆蔻、檀香、木香、丁香、陈皮、玉竹、乳香、没药、红曲等十二味碎断成粗粉，与透骨搜风丸粉、活络丸粉、再造丸粉混匀，装袋，置循环提取罐中。取白酒 14 000 g，将红糖 880 g、精制壮骨酒清膏、豹骨汁、蜂蜜 1570 g 等四味溶解，混合均匀。将红糖、精制壮骨酒清膏等混合液分批加入循环提取罐中，将药粉浸泡过夜后，循环提取 2 h，放出药液。另取白酒 2000 g 加入循环提取罐中，循环提取 2 h，合并提取液，混匀，静置 48 h，滤过，应出酒液 16 000 ml，灌装，即得。

【性状】 本品为深棕色的澄清液体；味微甜、微苦、辛。久贮后有微量易摇匀的沉淀。

【功能与主治】 祛风湿，活血止痛，强筋骨，助气散寒。用于筋骨疼痛，周身麻木，腰膝酸软，风湿性关节炎。

【用法与用量】 口服，一次 10～15 ml，一日 2 次。

【注意】 孕妇忌服。

【规格】 每瓶装①250 ml；②300 ml；③500 ml；④750 ml

【贮藏】 密封，置阴凉处。

注：（1）精制壮骨酒清膏

【处方】

木瓜	120 g	党参	120 g	枸杞子	120 g
地黄	100 g	当归	80 g	牛膝	80 g
防风	80 g	独活	80 g	白芍	80 g

羌活	80 g	川牛膝	80 g	白术(麸炒)	80 g
补骨脂(盐制)	80 g	续断	70 g	乌药	50 g
牡丹皮	50 g	槟榔	50 g	藿香	50 g
川芎	50 g	栀子	50 g	佛手	50 g
香加皮	50 g	白芷	50 g	麦冬	50 g
山楂	50 g	红花	50 g	枳壳(麸炒)	50 g
青皮(醋制)	50 g	苍术	50 g	紫草	50 g
厚朴(姜制)	50 g	黄柏	40 g	秦艽	40 g
黄芪	40 g	杜仲(盐制)	40 g	茯苓	40 g
知母	40 g	龟甲	40 g	菟丝子	40 g
锁阳	40 g	老鹳草	40 g	熟地黄	40 g
附子(制)	10 g				

【制法】 以上四十三味，除熟地黄、枳壳、青皮、紫草、厚朴、白术、补骨脂、枸杞子外，其余黄相等三十五味碎断，与熟地黄等加水煎煮三次，药渣压榨，榨出液与煎液合并，滤过，浓缩成清膏，浓缩至相对密度为1.28～1.30(25℃)，即得。

(2)透骨搜风丸粉。

【处方】

菟丝子	136 g	天南星(制)	136 g	莪术(醋制)	136 g
杜仲(盐制)	136 g	干姜	136 g	肉苁蓉(酒制)	136 g
清半夏	136 g	乌药	136 g	砂仁	136 g
川芎	136 g	防风	136 g	连翘	136 g
独活	136 g	天麻	136 g	续断	136 g
苍术	136 g	陈皮	136 g	青风藤	136 g
海桐皮	136 g	巴戟天(制)	136 g	枳壳(麸炒)	136 g
罂粟壳	136 g	全蝎	136 g	荆芥	136 g
白芍	136 g	木瓜	136 g	没药(醋制)	136 g
牛膝	136 g	香加皮	136 g	葫芦巴	136 g
红豆蔻	136 g	厚朴(姜制)	136 g	青皮(醋制)	136 g
茯苓	136 g	白芷	136 g	苦杏仁(炒)	136 g
甘松	136 g	赤芍	136 g	熟地黄	136 g
肉桂	136 g	关木通	136 g	香附(醋制)	136 g
枳实(麸炒)	136 g	牡丹皮	136 g	石楠藤	136 g
僵蚕(炒)	136 g	桔梗	136 g	黄芪	136 g
藿香	136 g	麻黄	136 g	豹骨(制)	136 g
龟甲(醋制)	136 g	地骨皮	136 g	当归	136 g
滑石	136 g	益智(盐制)	136 g	羌活	136 g
柏子仁	136 g	吴茱萸(制)	136 g	远志(制)	136 g
川乌(制)	68 g	草乌	68 g	八角茴香	68 g
高良姜	68 g	木贼	68 g	三棱(醋制)	68 g
附子(制)	68 g	川楝子	68 g	草果仁(炒)	68 g
韭菜子	68 g	乳香(醋制)	68 g	细辛	68 g
甘草	68 g	大青盐	68 g	肉豆蔻(煨)	68 g
补骨脂(盐制)	68 g	人参	68 g	自然铜(醋煅)	68 g
龙骨(煅)	68 g	木香	68 g	丁香	68 g
山柰	68 g	五味子(酒制)	68 g	豆蔻	68 g

白术(麸炒)	68 g	茴香(盐制)	68 g

(3)再造丸粉处方见 1995 年版药典一部“再造丸”。

(4)活络丸粉处方见一部标准第一册“活络丸”。

(六)黄金波药酒[54]

Huangjinbo Yaojiu

【处方】

当归	30 g	佛手	30 g	红花	30 g
陈皮	25 g	龙眼肉	25 g	肉豆蔻	25 g
川芎	20 g	白芷	20 g	肉桂	20 g
砂仁	20 g	栀子	20 g	地枫皮	20 g
姜黄	15 g	高良姜	12.5 g	丁香	12.5 g
千年健	12.5 g	檀香	10 g	甘草	20 g

【制法】 以上十八味，粉碎成粗粉，装入袋内于 60 度白酒 12 000 g 中浸泡三十天，每日抽提药袋一次。将药袋取出压榨，压榨液与浸液合并。另取冰糖 3200 g，加水适量熬成糖液，与浸液搅匀，置坛内密封三个月，滤过，即得。

【性状】 本品为金黄色的澄清液体；气香，味微苦、辛、甘。

【功能与主治】 祛风活血，湿中和胃。用于肢体麻木。筋骨疼痛，胃寒胀满。

【用法与用量】 口服，一次 20～30 ml，一日 2～3 次。

【贮藏】 密封，置阴凉处。

(七)人参药酒[55]

RenshenYaojiu

【处方】

黄精(蒸)	1250 g	高良姜	500 g	莱菔子(炒)	200 g
鹿角胶	85 g	白术(炒)	200 g	鲜人参	3360 g
苍术(炒)	200 g	陈皮	750 g	淫羊藿	100 g
肉桂	100 g	红花	65 g	丁香	65 g
黄芪	1000 g	五味子	200 g		

【制法】 以上十四味，鲜人参加白酒 33.6 kg 浸泡 30 天，取上清液，滤过，得浸液，人参另置。除鹿角胶外，黄精等十二味，酌予碎断，置容器内，加白酒 216.4 kg，密闭浸泡(或隔水加热至沸后密闭浸泡)，每天搅拌一次，夏季浸泡 30 天，其他季节 40 天(室温保持 15℃以上)，取出浸液，药渣压榨，榨出液澄清后与黄精等浸液、人参浸液合并，加白糖 19 kg，蜂蜜 19 kg、鹿角胶(溶化后)，搅拌溶解，密闭，静置 15 天以上，滤过，灌封(每瓶装鲜人参一支)，即得。

【性状】 本品为橙黄色的澄清液体，瓶内装有鲜人参一支；气芳香，味辛，微苦。

【功能与主治】 补气养血，暖胃散寒。用于气血两亏，神疲乏力，胃寒作痛，食欲不振。

【用法与用量】 口服，一次 10～15 ml，一日 2～3 次。

【注意】 孕妇忌服。

【贮藏】 密封，置阴凉处。

(八)古楼山跌打酒[56]

Guloushan Dieda Jiu

【处方】

刘寄奴	24 g	延胡索	20 g	桂枝	36 g
乳香	12 g	骨碎补	24 g	琥珀	12 g
白芷	24 g	高良姜	24 g	续断	24 g
牛膝	24 g	香附	24 g	补骨脂	24 g

当归尾	12 g	桃仁	36 g	郁金	20 g
自然铜（醋制）	20 g	没药	12 g	沉香	12 g
莪术	24 g	川芎	24 g	泽兰	24 g
红花	24 g	木瓜	24 g	杜仲	24 g
三棱	24 g	桔梗	24 g	血竭	10 g
三七	7 g	甘草	12 g	枳壳	24 g
威灵仙	24 g	豆蔻	24 g		

【制法】 以上三十二味，切碎，置容器中，加 50 度白酒，密闭，浸渍 30～40 天，取浸出液，滤过，另取适量糖浆加入滤液中，调整乙醇含量，搅匀，静置，滤过，制成 10 000 ml，即得。

【性状】 本品为赤褐色的澄清液体；气香，味苦涩、微甘。

【功能与主治】 舒筋活血，散瘀止痛。用于跌打损伤，瘀积肿痛，筋骨扭痛，腰肌劳损。

【用法与用量】 口服，一次 25～35 ml，一日 2 次。

【注意】 孕妇禁服。

【贮藏】 密封，置阴凉处。

(九) 状元红药酒[57]

Zhuangyuanhong Yaojiu

【处方】

人参	25 g	红花	25 g	紫草	12.5 g
当归	10 g	熟地黄	10 g	肉桂	10 g
川草	10 g	白芷	10 g	甘草	10 g
辛夷	10 g	山柰	7.5 g	陈皮	7.5 g
栀子	7.5 g	薄荷	7.5 g	细辛	7.5 g
佛手	7.5 g	木瓜	7.5 g	砂仁	7.5 g
川牛膝	7.5 g	肉豆蔻	7.5 g	枸杞子	7.5 g
高良姜	7.5 g	丁香	7.5 g	青皮	3.75 g
木香	3.75 g	檀香	3.75 g	豆蔻	2.5 g
红曲	250 g	大枣	1000 g		

【制法】 以上三十味，除大枣外，人参等二十九味混匀，粉碎成粗粉，装袋，用 60 度白酒 6.6 kg 浸泡 30 天，每天抽提药袋一次。另取大枣微妙后加水煎煮 4～5 h，经过取滤液备用。将冰糖 2.5 kg 加水适量熬制成糖液。以上三液混合，加水至 10000 ml，搅拌均匀，与药袋共置炖酒器中，水浴加热 5～6 h，放凉，取出药袋，压滤，压滤液与混合液混匀，置坛内密封 45 天，滤过，分装，即得。

【性状】 本品为深红色澄清液体；气香，味甘、微辛。

【功能与主治】 补气养血，健脾和胃，舒筋止痛。用于气血两亏，脾胃虚寒，倦怠乏力，消化不良，筋骨疼痛。

【用法与用量】 口服，一次 30～50 ml，一日 3 次。

【规格】 每瓶 500 ml

【贮藏】 密封，置阴凉处。

六、曲　剂

(一) 泉州百草曲[58]

Quanzhou Baicao Qu

【处方】

茯苓	25 g	香附（炒制）	50 g	赤小豆（炒制）	20 g

麦芽(炒)	25 g	栀子	17.5 g	香薷	30 g
大黄(酒制)	12.5 g	白芷	17.5 g	稻芽(炒制)	12.5 g
前胡	5 g	芥子(微炒)	5 g	白扁豆(微炒)	12.5 g
黄芩	11.2 g	陈皮	6.2 g	山楂(炒制)	7.5 g
白芍(酒炒)	12.5 g	姜半夏	6.2 g	独活	3.8 g
羌活	3.8 g	槟榔	3.8 g	泽泻(盐炒)	2.5 g
诃子肉(炒)	3.8 g	猪苓	3.8 g	葛根	5 g
苦杏仁	12.5 g	苍术(糖炒)	12.5 g	桔梗	11.2 g
防风	5 g	厚朴(姜制)	7.5 g	白术(土炒)	7.5 g
砂仁	5 g	甘草	6.2 g	细辛	5 g
牡丹皮	6.2 g	乌梅(去核)	3.8 g	木香	5 g
丁香	3.8 g	柴胡(酒炒)	3.8 g	山药(炒)	10 g
芡实	5 g	高良姜(土炒)	7.5 g	知母(盐炒)	7.5 g
黄柏(盐炒)	7.5 g	荆芥	12.5 g	川芎(酒制)	7.5 g
乌药(醋制)	7.5 g	桑白皮	3.7 g	茵陈	5 g
紫苏子(微炒)	3.7 g	五灵脂(醋炒)	3.7 g	甘松	5 g
青皮(醋炒)	6.2 g	蛤壳	3.8 g	郁金(醋炒)	3.8 g
三棱(醋制)	5 g	莪术(醋制)	5 g	枳实(麸炒)	5 g
枳壳(麸炒)	5 g	广藿香	5 g	鲜紫苏	400 g
鲜薄荷	400 g	生姜	25 g	鲜泽兰叶	400 g
鲜青蒿	2000 g				

【制法】 以上六十四味，除鲜青蒿外，其余茯苓等六十三味粉碎成粗粉，与小麦粉 750 g 混匀。另取鲜青蒿捣碎，去粗梗，发酵 4～5 天，用水冲出苦黑水，如此发酵、水冲反复操作 3～4 次，至长出霉菌丝，与上述药粉混匀，制成软材，压制成块，晒 1～2 天，至表面干燥，用荷叶包裹，发酵，每七天取出晒半天，如此反复 7 次，去荷叶，切成块，贮存六个月，即得。

【性状】 本品为棕褐色方形块；气微香，味微苦、微甘淡。

【功能与主治】 解表祛暑，醒脾健胃，祛痰利湿，清热消积，理气止痛。用于中暑发热，头昏气喘，山岚瘴气，疟疾，食积不化，脘腹胀满，咽干口渴。

【用法与用量】 煎服或炖服，一次 7.5 g。

【注意】 孕妇忌服。

【规格】 每块重 30 g

【贮藏】 密闭，防潮，防蛀。

(二)漳州神曲[59]

Zhangzhou Shenqu

【处方】

广藿香	5 g	赤小豆	10 g	苍术(炒)	20 g
香附(制)	30 g	防风	5 g	升麻	20 g
高良姜	5 g	干姜	5 g	黄柏	30 g
黄芩	30 g	枳壳(炒)	5 g	天花粉	10 g
紫苏	30 g	白术(土炒)	5 g	猪苓	5 g
麦芽(炒)	10 g	白芷	5 g	柴胡	30 g
泽泻	5 g	葛根	50 g	三棱(醋制)	5 g
甘草	30 g	莪术(醋制)	5 g	赤石脂	20 g
栀子	40 g	槟榔	10 g	砂仁	5 g

苦杏仁	10 g	木香	5 g	茯苓皮	50 g
知母	20 g	羌活	5 g	大黄(酒制)	5 g
茵陈	10 g	诃子(炒)	5 g	桂枝	20 g
桂皮	30 g	麻黄	5 g	白扁豆	10 g
泽兰	10 g	五加皮	20 g	八角茴香	10 g
关木通	5 g	小茴香	5 g	桔梗	20 g
丁香	5 g	香薷	20 g	厚朴(姜制)	20 g
连翘	20 g	芡实	10 g	山柰	40 g
荆芥	10 g	赤芍	10 g	青蒿	20 g
石菖蒲	20 g	谷芽(炒)	10 g	柑枳	20 g
滑石	100 g	薄荷	10 g	独活	5 g
山楂	40 g	草果(去皮)	4 g	陈皮	30 g
前胡	10 g	地骨皮	20 g	桑枝	50 g
化橘红(橘红)	30 g	枳实(炒)	5 g	藕片	20 g
乌药	10 g	紫苏子	5 g	香茅	20 g
牡荆子	300 g	夏枯草	5 g	白茶	60 g
苍耳	30 g	墨旱莲	30 g	罗勒	30 g
地菍	30 g	青皮	30 g	薏苡仁	10 g
菟丝子藤	30 g	大腹皮	5 g	土茯苓	80 g
山药	5 g	花椒	5 g	荞麦	10 g
使君子	5 g	肉豆蔻(煨制)	4 g	莱菔子(炒)	10 g
甘松	10 g	白牛胆	50 g		

【制法】 以上九十二味，粉碎成粗粉，加面粉 535 g 混匀，加热水制成软材，模成块，蒸数分钟，发酵，晒干或低温干燥，取出。刷净表面，包装，即得。

【性状】 本品为灰棕色的长方形块，质轻而较硬；气清香。

【检查】 应符合曲剂项下有关的各项规定(九册附 1 页)。

【用法与用量】 加生姜 2 片煎服或开水冲泡服，一次 15 g，小儿酌减。

【规格】 每块重 30 g

【注意】 孕妇忌服或遵医嘱。

【贮藏】 密闭，置干燥处，防潮，防蛀。

(三)广东神曲[60]

Guangdong Shenqu

【处方】

前胡	18 g	甘草	18 g	大黄	18 g
使君子	18 g	高良姜	18 g	百合	18 g
苍术	18 g	栀子	18 g	莪术(醋制)	18 g
薄荷	18 g	防风	18 g	羌活	18 g
姜黄	18 g	陈皮	18 g	山楂	18 g
蒲黄	18 g	柴胡	18 g	麦芽	18 g
厚朴	18 g	白扁豆	18 g	紫苏叶	18 g
苦杏仁	18 g	葛根	18 g	车前草	18 g
槟榔	18 g	泽兰	18 g	薏苡仁	18 g
独活	18 g	荆芥	18 g	木香	18 g
麻黄	18 g	益母草	18 g	青皮	18 g

乌药	18 g	桔梗	18 g	诃子	18 g
大腹皮	18 g	香附	18 g	猪苓	18 g
三棱(醋制)	18 g	茯苓	18 g	广藿香	18 g
芡实	18 g	枳壳	18 g	草果	18 g
赤小豆	18 g	半夏(制)	18 g	花椒	18 g
山药	18 g	草豆蔻	28 g	木通	18 g
黄芩	28 g	枳实	18 g	黄柏	18 g
泽泻	18 g	青蒿	300 g	香薷	18 g
凤尾草	150 g	石菖蒲	18 g	辣蓼	375 g
木瓜	18 g	苍耳草	225 g		

【制法】 以上六十二味，青蒿、凤尾草、辣蓼、苍耳草分别粉碎成粗粉，其余前胡等五十八味共粉碎成粗粉，过筛；与上述粗粉混匀，加入适量小麦粉和沸水，制成曲团，印块，干燥，即得。

【性状】 本品为棕黄色的长方形块状物；气香，味微辣、涩。

【功能与主治】 祛风消滞，健胃和中。用于感冒发热，食滞，呕吐，泄泻。或供配方用。

【用法与用量】 煎服，一次 1 块。

【规格】 每块重 30 g

【贮藏】 密封。

(四)闽东建曲[61]

Mindong Jianqu

【处方】

山姜子	5357 g	高良姜	5357 g	丁香	17860 g
荆芥	17860 g	青蒿	5357 g	木香	1786 g
羌活	3571 g	佛手	3571 g	甘松	1786 g
草豆蔻(清炒)	5357 g	甘草	3571 g	艾叶	5357 g
吴茱萸(甘草汤泡)	3571 g	紫苏	10714 g	白芷	5357 g
稻芽(微炒)	5357 g	半夏(煮)	5357 g	陈皮	14286 g
麦芽(微炒)	5357 g	徐长卿	5357 g	广藿香	5357 g
苍术(麸炒)	14286 g	槟榔	8571 g	山柰	3571 g
厚朴(姜制)	10714 g	茯苓	14286 g	桔梗	3571 g
香附(醋制)	5357 g	白曲	28571 g	黄芩	5357 g
枳实(麸炒)	3571 g	山楂(清炒)	10714 g	红曲	5357 g
枳壳(麸炒)	5357 g	防风	8571 g	辣蓼	7143 g

【制法】 以上三十六味，辣蓼煎汤，丁香、木香、山姜子、草豆蔻、吴茱萸、红曲、白曲粉碎成细粉，其余高良姜等二十八味粉碎成粗粉，加入面粉 714.29 g，混匀，加入辣蓼汤，制成软材，发酵 4～6 天，压制成块，置 60～80℃干燥，刷去表面霉菌，即得。

【性状】 本品为灰黄色的方形块；气香，味苦。

【功能与主治】 芳香化湿，疏风解表，消食开胃。用于伤风感冒，夏令中暑，怕冷发热，头痛身痛，呕吐腹泻，消化不良，胸闷腹胀。

【用法与用量】 煎服，一次 15～30 g，一日 2 次，儿童减半。

【注意】 孕妇忌用。

【规格】 每块重①15 g；②30 g

【贮藏】 密闭，防潮，防蛀。

(五)三余神曲[62]

Sanyu Shenqu

【处方】

茯苓	50 g	六神曲(炒)	75 g	白芍	6 g
前胡	13 g	甘草	20 g	桂枝	6 g
香附(制)	18 g	高良姜	6 g	厚朴(制)	25 g
防风	16 g	荆芥	13 g	丁香	6 g
柴胡	9 g	粉萆薢	13 g	苦杏仁	13 g
黄荆子	19 g	山柰	13 g	红豆蔻	8 g
黄芩	19 g	香薷	13 g	白术(炒)	18 g
川芎	13 g	羌活	16 g	白芷	13 g
小茴香	16 g	乌药	13 g	泽泻	6 g
半夏(制)	14 g	甘粉	13 g	桔梗	13 g
肉桂子	6 g	木香	25 g	山药	13 g
槟榔	31 g	麦芽(炒)	25 g	青木香	13 g
山楂(炒)	25 g	吴茱萸(制)	6 g	麻黄	6 g
八角茴香	11 g	枳壳(炒)	19 g	细辛	9 g
陈皮	31 g	肉豆蔻(煨)	3 g	广藿香	21 g
鲜青蒿	25 g (或青蒿 15 g)	紫苏叶	13 g	生姜	25 g
秦艽	13 g	大腹皮	13 g	薄荷	13 g
鲜辣蓼	25 g(或辣蓼 15 g)				

【制法】 以上五十二味，鲜辣蓼(或辣蓼)、生姜、大腹皮、鲜青蒿(或青蒿)分次加水煎煮，滤过，合并滤液，浓缩至适量；其余茯苓等四十八味粉碎成粗粉，过筛，混匀。每 100 g 粉末加麦粉 25 g、红曲粉 6.2 g，混匀，加入上述浓缩粉，搅匀，制成软材，在撒有少量白曲粉的印模中压制成块，发酵，干燥，刷净；或粉碎成细粉，制成颗粒，干燥，即得。

【性状】 本品为灰白色的长方形块或棕褐色颗粒；气香，味辛、苦。

【功能与主治】 疏风解表，调胃理气。用于感受风寒，伤食吐泻，胸腹饱闷，舟车晕吐。

【用法与用量】 包煎取汁或开水冲服，一次 1 块(袋)，一日 1～2 次。

【规格】 每块(袋)重 5.5 g

【贮藏】 密闭，置干燥处，防潮，防蛀。

(六)老范志万应神曲[63]

Laofanzhi Wanying Shenqu

【处方】

砂仁	50 g	广藿香	50 g	青皮(制)	50 g
木香	50 g	乌药(炒)	50 g	青蒿叶	100 g
黄柏(炒)	50 g	枳实(炒)	50 g	麸皮	1000 g
使君子	125 g	白曲	36.5 g	槟榔	50 g
甘草	75 g	柴胡(炒)	50 g	泽泻(炒)	75 g
苍术	75 g	车前子	75 g	诃子肉(炒)	75 g
黄芪(炒)	50 g	香薷	75 g	茯苓皮	75 g
枳壳(炒)	75 g	小麦	4000 g	陈皮(制)	75 g
栀子(炒)	75 g	姜黄(炒)	25 g	香附子	50 g
防风(去毛)	50 g	山楂	50 g	薄荷	100 g

荆芥	50 g	赤小豆	400 g	白扁豆(炒)	100 g
泽兰	75 g	白芍(炒)	75 g	莪术(制)	50 g
苍耳草	100 g	葛根	50 g	延胡索(制)	50 g
芡实	75 g	厚朴(制)	75 g	麦芽(炒)	50 g
川椒(炒)	37.5 g	紫苏	50 g	辣蓼	100 g
羌活	25 g	白芥子	50 g	面粉	800 g
苦杏仁	200 g	桑枝(制)	50 g	大黄(炒)	50 g
高良姜(炒)	50 g				

【制法】 以上五十二味，除麸皮、面粉外，小麦加水浸泡发酵，青蒿叶、辣蓼、苍耳草加水煎煮，滤过，滤液备用；其余砂仁等四十六味粉碎成粗粉，混匀，加入麸皮、面粉、水浸发酵的小麦及上述备用滤液，捣制成软材，模印成长方形小块，蒸 1 小时，发酵，取出，晒干或低温干燥，刷去外表菌丝，包装，即得。

【性状】 本品为淡灰褐色的方形块状物；气香，味甘淡。

【功能与主治】 疏风解表，消积化湿，醒脾开胃。用于伤风感冒，夏令中暑，食积腹痛，呕吐泄泻等症。

【用法与用量】 煎服，一次 30 g，小儿酌减或遵医嘱。

【注意】 孕妇忌服或遵医嘱。

【规格】 每块重 30 g

【贮藏】 密闭，置干燥处，防潮，防蛀。

七、冲　剂

(一)橄榄晶冲剂[64]

Ganlanjing Chongji

【处方】 鲜青果(或咸青果 1125 g)　900 g　　中药浸膏　40ml

【制法】 以上二味，取鲜青果加水煎煮三次，每次 1 h，合并煎液，滤过，滤液浓缩至适量，加入中药浸膏及食盐适量，混匀，加蔗糖粉适量，制成颗粒，干燥，分装成 100 袋，即得。

【性状】 本品为黄色或黄棕色的颗粒；气香，味甜、咸。

【功能与主治】 开胃下气，消食导滞，祛暑止泻，增进食欲，醒酒止呕。用于食积停滞，食欲不振，胸腔痞满，暑湿腹泻，醉酒呕吐。

【用法与用量】 开水冲服，一次 15 g，一日 3～6 次。

【规格】 每袋装 15 g

【贮藏】 密封。

注：中药浸膏

【处方】

姜半夏	75 g	紫苏叶	50 g	苦杏仁	100 g
高良姜	25 g	山楂片	100 g	小茴香	50 g
花椒	50 g	绿衣枳实	50 g	甘草	100 g
陈皮	75 g	香附	50 g	厚朴	75 g
薄荷	50 g	砂仁	25 g	桂皮	50 g
丁香	25 g	八角茴香	25 g		

【制法】 以上十七味，粉碎成粗粉，照流浸膏剂与浸膏剂项下的渗漉法，用 50%乙醇作溶剂，进行渗漉，制得浸膏(每 1ml 浸膏相当原生药 3.75 g)，即得。

(二)复方制金柑冲剂[65]

Fufang Zhijingan Chongji

【处方】						
	金柑	345 g	丁香	110 g	肉桂	270 g
	砂仁	3 g	豆蔻	110 g	木香	3 g
	沉香	42 g	玫瑰花	3 g	延胡索	6 g
	梅花	3 g	香附(制)	6 g	香橼	9 g
	丹参	6 g	桔梗	6 g	厚朴(制)	6 g
	乌药	6 g	高良姜	6 g	干姜	6 g
	枳壳	6 g	佛手	6 g	荜澄茄	6 g
	陈皮	6 g	青皮	6 g	藿香	6 g
	吴茱萸	3 g	郁金	3 g	紫苏梗	6 g

【制法】 以上二十七味，取金柑、丁香、肉桂、砂仁、豆蔻、木香、沉香、玫瑰花延胡索，梅花粉碎成细粉，过筛，混匀，其余香附等十七味加水煎煮二次，每次 1h 滤过，合并滤液，浓缩至相对密为 1.10(85～90℃)的稠膏，加入上述细粉及蔗糖粉适量，拌匀，制粒，低温干燥，制成 960 g，即得。

【性状】 本品为褐色或黄褐色的颗粒；气香，味酸甜、微辛。

【功能与主治】 疏肝理气，健胃镇痛。用于胃气痛，腹胀，嗳气及胸闷不舒。

【用法与用量】 开水冲服，一次 5 g，一日 2～3 次。

【规格】 每袋装 5 g

【贮藏】 密封。

(三)虚寒胃痛冲剂[66]

Xuhan Weitong Chongji

【处方】				
	黄芪(炙)	甘草(炙)	桂枝	党参
	白芍	高良姜	大枣	干姜

【功能与主治】 温胃止痛，健脾益气。用于脾虚胃弱，胃脘隐痛，喜温喜按，遇冷或空腹痛重，十二指肠球部溃疡，慢性萎缩性胃炎等症。

八、散　剂

齿痛宁[67]

Chitongning

【处方】						
	升麻	30 g	川芎	30 g	藁本	10 g
	石膏	30 g	白芷	30 g	细辛	30 g
	荜茇	30 g	雄黄	30 g	乳香	30 g
	皂角刺	0.5 g	地骨皮	30 g	高良姜	30 g
	冰片	30 g				

【制法】 以上十三味，除冰片外，雄黄水飞或粉碎成极细粉，其余升麻等十一味粉碎成细粉，将冰片研细，与上述粉末配研，过筛，混匀，即得。

【性状】 本品为棕黄色的粉末；气香，味微，有清凉感。

【功能与主治】 清热解毒，消肿止痛，化腐生肌，收敛止血。用于各种牙痛。

【用法与用量】 外用。取本品少许，撒于龋齿或病牙之牙龈上，每隔一小时一次，连用 3 次。

【注意】 忌食辛辣、刺激性食物。
【规格】 每瓶装 1 g
【贮藏】 密闭，防潮。

九、颗 粒 剂

虚寒胃痛颗粒[68]

Xuhan Weitong Keli

【处方】 炙黄芪 炙甘草 桂枝 党参 白芍 高良姜 大枣 干姜

【制法】 以上八味，高良姜、干姜水蒸气蒸馏提取挥发油，蒸馏后的水溶液另器收集；其余黄芪等六味加水煎煮第二次，第一次 2h，第二次 1h，合并煎液，与提取挥发油后的水溶液合并，滤过，滤液浓缩至适量，加 3 倍量乙醇，静置 12h，取上清液，回收乙醇，浓缩至适量，加适量蔗糖粉及糊精，制成颗粒，干燥，放冷，喷入挥发油，混匀，制成 1000 g；或加入适量糊精，制成颗粒，干燥，放冷，喷入挥发油，混匀，制成 600 g，即得。

【性状】 本品为淡棕黄色至棕黄色的颗粒；味辛、甘。

【功能与主治】 益气健脾，温胃止痛。用于脾虚胃弱所致的胃痛，症见胃脘隐痛、喜温喜按、遇冷或空腹加重；十二指肠球部溃疡、慢性萎缩性胃炎见上述证候者。

【用法与用量】 开水冲服。一次 1 袋，一日 3 次。

【规格】 ①每袋装 5 g；②每袋装 3 g(无蔗糖)

【贮藏】 密封。

十、酊 剂

克痛酊[69]

Ketong Ding

【处方】

黑老虎根	195 g	香附	117 g	广藿香	117 g
豆豉姜	117 g	香加皮	80 g	花椒	78 g
九里香	78 g	鸡骨香	78 g	石菖蒲	78 g
高良姜	117 g	莪术	39 g	三棱	39 g
细辛	12 g	两面针	20 g	双眼龙	12 g
降香	20 g	黄芩	20 g	栀子	20 g
樟脑	20 g	薄荷脑	1.5 g		

【制法】 以上二十味，除樟脑、薄荷脑外，栀子、黄芩粉碎成粗粉；其余黑老虎等十六味粉碎成粗粉，加 80%的乙醇 3000 ml，密闭浸渍 10，取浸出液滤过，药渣用水蒸气蒸馏，收集蒸馏液，与滤液合并，并控制含醇量在 55%～65%，调整至 4000 ml，加樟脑、薄荷油及栀子和黄芩粗粉，充分搅拌，密闭，浸渍 10 天，静置，滤过，即得。

【性状】 本品为红棕色的澄清液体；气微香，味微辛麻。

【功能与主治】 祛风去湿，活血止痛。用于肚痛，跌打肿痛，风湿骨痛。

【用法与用量】 外用，涂擦于患处。

【贮藏】 密封，置阴凉处。

十一、茶　　剂

(一)甘和茶[70]

Ganhe Cha

【处方】

黄芩	75 g	苍术	75 g	赤芍	75 g
甘草	75 g	高良姜	59 g	防风	56 g
青皮	56 g	紫苏叶	56 g	荆芥	56 g
柴胡	56 g	青蒿	56 g	苦丁茶	38 g
神曲(炒)	38 g	桔梗	38 g	麦芽(炒)	30 g
山楂(炒)	30 g	救必应	300 g	水翁花	1500 g
金樱根	1500 g	岗梅	1500 g		

【制法】　以上二十味，加水煎煮二次，滤过，滤液适当浓缩，趁热均匀喷洒于茶叶 6000 g 中，使吸尽，干燥，分装成 1000 包；或取茶叶 4000 g 与处方各药加水煎煮二次，滤过，滤液加入经适当粉碎的茶叶 2000 g 中，混匀，干燥，分装成 1000 袋，即得。

【性状】　本品为黑褐色粉末状或颗粒状药茶；气香，味微甘苦。

【功能与主治】　清暑散热，生津止渴。用于感冒发热，中暑口渴，预防感冒。

【用法与用量】　冲服(药茶包)或泡服(袋装药茶)，一次 1 包或 1 袋。

【规格】　药茶包每包重 6 g；泡服用袋装药茶每袋重 2.5 g

【贮藏】　密闭，防潮。

(二)散寒药茶[71]

Sanhan Yaocha

【处方】

高良姜	105 g	荜茇	105 g	肉桂子	105 g
丁香	105 g	草果	105 g	小豆蔻	105 g
肉桂	70 g	小茴香	70 g	茴芹果	70 g
芹菜子	70 g	欧缬草	17 g	栀子	70 g

【制法】　以上十二味，粉碎成粗粉，过筛，混匀，灭菌，即得。

【性状】　本品为棕色的粉末；气香，味辛。

【功能主治】　调解寒性气质，养胃，助食，爽神。用于湿寒所致的消化不良，关节骨痛，腰腿痛，头痛神疲等。

【用法用量】　口服，一次 5 g，一日 3～5 次。与茶叶混合后，开水沏泡或温火煨煮片刻均可，连服 30 天以上。

【注意】　年老体弱者服用量酌减。

【规格】　每袋装 100 g

【贮藏】　密闭，置阴凉干燥处。

十二、丹　　剂

清凉丹[72]

Qingliang Dan

【处方】

薄荷油	45ml	樟脑	17 g	砂仁	25 g
高良姜	30 g	儿茶	300 g	甘草浸膏	30 g
甘草	430 g	蟾酥	0.5 g		

【制法】 以上八味，蟾酥加13%乙醇适量，研成浆状。取甘草浸膏加水适量，煮沸使溶解，滤过，滤液加防腐剂适量，搅匀，放冷后加入上述蟾酥浆，混匀备用；取儿茶加水适量，煮沸使溶解，滤过，滤液浓缩成稠膏，加防腐剂适量，搅匀备用；取樟脑与薄荷油混合，备用；其余砂仁等三味粉碎成细粉备用，另取防腐剂适量加水溶解后，加糯米粉100 g、淀粉30 g，搅匀，蒸熟，分次加入上述各备用液、稠膏、粉末及菜油10 g，搅匀，制成软材，压块，低温干燥，即得。

【功能与主治】 祛风，舒气，健胃。用于晕船，晕车，胃闷不舒及因气候闷热而引起的不适。

【用法与用量】 含服或嚼服，一次1～2格，需要时服。

【规格】 每块(划分为25格)重5 g

【贮藏】 密闭，置阴凉干燥处。

十三、搽　剂

(一)驳骨水[73]

Bogu Shui

【处方】

白芷	30 g	鸭脚艾	40 g	两面针	40 g
细辛	10 g	天南星	30 g	过江龙	60 g
泽兰	30 g	大皂角	30 g	穿破石	60 g
草乌	30 g	石菖蒲	20 g	丢了棒	50 g
川乌	30 g	高良姜	20 g	大驳骨	40 g
桂枝	50 g	徐长卿	20 g	小驳骨	40 g
半夏	30 g	海风藤	60 g	乌药	40 g
当归	20 g	小罗伞	40 g	续断	30 g
独活	20 g	威灵仙	40 g	樟脑	2 g
木香	20 g	毛冬青	60 g	冰片	2 g
薄荷脑	2 g				

【制法】 以上三十一味，除樟脑、冰片、薄荷脑外，白芷、细辛、鸭脚艾、泽兰、天南星、草乌、川乌、桂枝、半夏、当归、大皂角、石菖蒲、独活、徐长卿、高良姜、木香酌予碎断，置容器中加40%乙醇750 ml，密闭浸渍七天，取乙醇液蒸馏，收集蒸馏液约450 ml，余下乙醇液滤过备用；其余两面针等十二味与上述药渣加水煎煮两次，每次3 h，滤过，滤液与上述余下乙醇液合并，浓缩成250 ml，俟冷，加入乙醇335 ml，搅拌，静置2天，滤过，滤液与蒸馏液合并，搅拌，静置7天，加入薄荷脑、樟脑、冰片，搅拌使溶解，滤过，灌装，即得。

【性状】 本品为棕褐色的澄清液体；具特异的芳香气。

【功能与主治】 活血祛瘀，通筋活络，消肿止痛。用于跌打扭伤，肌肉劳损，骨折，脱臼。

【用法与用量】 挫伤、扭伤可用药棉蘸取药水擦患处，一日3～4次；骨折、脱臼须先复位后，再将药棉浸渍药水敷患处。

【贮藏】 密封，置阴凉处。

(二)牙痛药水[74]

Yatong Yaoshui

【处方】

荜茇	250 g	高良姜	250 g	细辛	250 g
丁香	91 g	冰片	8 g		

【制法】 以上五味，荜茇、高良姜、细辛用60%乙醇回流提取，提取液全量为5232 ml；丁香用乙醇提取，提取液全量为1540 ml。将上述两种乙醇提取液与甘油800 ml混合，冰片用乙醇适量使

溶解，加上述溶液中；搅匀，用乙醇与水调整含乙醇量使全量成 8000 ml，静置三天，滤过，即得。

【性状】　本品为浅棕色的澄明液体；气香，味辛、凉。

【功能与主治】　止痛杀菌，防蛀。用于风火牙痛，牙龈红肿，虫蛀牙痛及一切神经牙痛。

【用法与用量】　用药棉蘸药水涂于患处。

【规格】　每瓶装 5 ml

【贮藏】　密封，置阴凉干燥处。

十四、糊　剂

脱牙敏糊剂[75]

Tuoyamin Huji

【处方】　四季青叶　　高良姜　　花椒

【性状】　本品为黄绿色的糊状物；味辛，气微香。

【功能主治】　辟秽解毒，散寒解热，消肿止痛。用于患牙不能耐受冷、热、酸、甜等刺激的牙齿敏感症。

【用法用量】　外用，涂擦患处，一日 3～4 次。

【规格】　每支装 4 g

【注意】　涂药时应保持患牙干燥。

【贮藏】　密闭，避光，置阴凉干燥处。

十五、气　雾　剂

宽胸气雾剂[76]

Kuanxiong Qiwuji

【处方】　细辛油　23 ml　　檀香油　70 ml　　高良姜油　32 ml
荜茇油　15 ml　　冰片　22.5 g

【制法】　以上五味，除冰片外，其余细辛油等四味，混匀，置 40℃水浴上，加入冰片，微热使溶解，以无水乙醇调整总量至 625 ml，混匀，过滤，灌封，压入抛射剂，即得。

【性状】　本品为定量阀门气雾剂，在耐压容器中的药液为浅黄色的澄清液体；喷出时具特异香气，味苦、微辛辣。

【功能与主治】　辛温通阳，理气止痛。用于阴寒阻滞、气机郁痹所致的胸痹，症见胸闷、心痛、形寒肢冷；冠心病心绞痛见上述证候者。

【用法与用量】　将瓶倒置，喷口对准舌下喷，一日 2～3 次。

【规格】　①每瓶含内容物 5.8 g，其中药液 2.7 ml（含挥发油 0.6ml）。每瓶 60 揿，每揿重 69 mg；②每瓶装 20 ml，内含挥发油 2 ml

【贮藏】　密封，置凉暗处。

十六、灸　剂

药艾条[77]

Yaoaitiao

【处方】　艾叶　20 000 g　　桂枝　1250 g　　高良姜　1250 g

广藿香	500 g	降香	1750 g	香附	500 g
白芷	1000 g	陈皮	500 g	丹参	500 g
生川乌	750 g				

【制法】 以上十味，艾叶碾成艾绒；其余桂枝等九味粉碎成细粉，过筛，混匀。取艾绒 20 g，均匀平铺在一张长 28 cm、宽 15 cm 的白棉纸上，再均匀散布上述粉末 8 g，将棉纸两端折叠约 6 cm，卷紧成条，黏合封闭，低温干燥，制成 1000 支，即得。

【性状】 本品呈圆柱状，长 20～21 cm，直径 1.7～1.8 cm；气香，点燃后不熄灭，烟气特异。

【功能与主治】 行气血，逐寒湿。用于风寒湿痹，肌肉痠麻，关节四肢疼痛，脘腹冷痛。

【用法与用量】 直射灸法。一次适量，红晕为度，一日 1～2 次。或遵医嘱。

【规格】 每支重 28 g

【贮藏】 密闭，防潮。

参 考 文 献

[1] 国家药典委员会. 中华人民共和国药典(一部). 2015 年版. 北京：中国医药科技出版社，2015. 447
[2] 国家药典委员会. 中华人民共和国药典(一部). 2015 年版. 北京：中国医药科技出版社，2015. 474
[3] 国家药典委员会. 中华人民共和国药典(一部). 2015 年版. 北京：中国医药科技出版社，2015. 827
[4] 国家药典委员会. 中华人民共和国药典(一部). 2015 年版.北京：中国医药科技出版社，2015. 844
[5] 国家药典委员会. 中华人民共和国药典(一部). 2015 年版. 北京：中国医药科技出版社，2015. 990
[6] 中华人民共和国卫生部药典委员会. 卫生部药品标准中药成方制剂(第一册). 北京：化学工业出版社，1989. 81
[7] 中华人民共和国卫生部药典委员会. 卫生部药品标准中药成方制剂(第二册). 北京：化学工业出版社，1991. 5
[8] 中华人民共和国卫生部药典委员会. 卫生部药品标准中药成方制剂(第六册). 北京：化学工业出版社，1992. 34
[9] 中华人民共和国卫生部药典委员会. 卫生部药品标准中药成方制剂(第七册). 北京：化学工业出版社，1993. 116
[10] 中华人民共和国卫生部药典委员会. 卫生部药品标准中药成方制剂(第十一册). 北京：化学工业出版社，1996.81
[11] 中华人民共和国卫生部药典委员会. 卫生部药品标准中药成方制剂(第四册). 北京：化学工业出版社，1991. 194
[12] 中华人民共和国卫生部药典委员会. 卫生部药品标准中药成方制剂(第六册). 北京：化学工业出版社，1992. 111
[13] 中华人民共和国卫生部药典委员会.卫生部药品标准中药成方制剂(第六册).北京：化学工业出版社，1992.141
[14] 中华人民共和国卫生部药典委员会. 卫生部药品标准中药成方制剂(第十二册). 北京：化学工业出版社，1997. 2
[15] 中华人民共和国卫生部药典委员会. 卫生部药品标准中药成方制剂(第二十册). 北京：化学工业出版社，1998.244
[16] 中华人民共和国卫生部药典委员会. 卫生部药品标准中药成方制剂(蒙药分册)赤峰市：内蒙古科学技术出版社，1998. 158
[17] 中华人民共和国卫生部药典委员会.卫生部药品标准中药成方制剂(维吾尔药分册).乌鲁木齐：新疆科技卫生出版社，1999.155
[18] 国家药典委员会. 中华人民共和国药典(一部).2015 年版. 北京：中国医药科技出版社，2015. 589
[19] 国家药典委员会.中华人民共和国药典(一部). 2015 年版. 北京：中国医药科技出版社，2015. 1105
[20] 中华人民共和国卫生部药典委员会. 卫生部药品标准中药成方制剂(第六册). 北京：化学工业出版社，1992. 198
[21] 中华人民共和国卫生部药典委员会. 卫生部药品标准中药成方制剂(第二册). 北京：化学工业出版社，1990.128
[22] 中华人民共和国卫生部药典委员会.卫生部药品标准中药成方制剂(第五册).北京：化学工业出版社，1991. 91
[23] 中华人民共和国卫生部药典委员会. 卫生部药品标准中药成方制剂(第九册). 北京：化学工业出版社，1994. 199
[24] 中华人民共和国卫生部药典委员会. 卫生部药品标准中药成方制剂(第十一册). 北京：化学工业出版社，1996.51
[25] 中华人民共和国卫生部药典委员会.卫生部药品标准中药成方制剂(第十九册).北京：化学工业出版社，1998. 253
[26] 中华人民共和国卫生部药典委员会. 卫生部药品标准中药成方制剂(第十五册). 北京：化学工业出版社，1998. 22
[27] 中华人民共和国卫生部药典委员会. 卫生部药品标准中药成方制剂(第十五册). 北京：化学工业出版社，1998. 60
[28] 中华人民共和国卫生部药典委员会. 卫生部药品标准中药成方制剂(第十三册). 北京：化学工业出版社，1989. 39
[29] 中华人民共和国卫生部药典委员会. 卫生部药品标准中药成方制剂(第十五册). 北京：化学工业出版社，1998. 67
[30] 中华人民共和国卫生部药典委员会. 卫生部药品标准中药成方制剂(第十七册). 北京：化学工业出版社，1998. 74
[31] 中华人民共和国卫生部药典委员会. 卫生部药品标准中药成方制剂(第二十册). 北京：化学工业出版社，1998. 236
[32] 中华人民共和国卫生部药典委员会. 卫生部药品标准中药成方制剂(第二十册). 北京：化学工业出版社，1998. 249
[33] 中华人民共和国卫生部药典委员会. 卫生部药品标准中药成方制剂(维吾尔药分册). 乌鲁木齐：新疆科技卫生出版社，1999. 200
[34] 国家药典委员会. 中华人民共和国药典(一部). 2015 年版.北京：中国医药科技出版社，2015. 673
[35] 国家药典委员会. 中华人民共和国药典(一部). 2015 年版.北京：中国医药科技出版社，2015. 876
[36] 中华人民共和国卫生部药典委员会. 卫生部药品标准中药成方制剂(第八册). 北京：化学工业出版社，1993. 115

[37] 中华人民共和国卫生部药典委员会. 卫生部药品标准中药成方制剂(第十四册). 北京：化学工业出版社，1997. 72
[38] 中华人民共和国卫生部药典委员会. 卫生部药品标准中药成方制剂(第十三册). 北京：化学工业出版社，1989. 129
[39] 中华人民共和国卫生部药典委员会. 卫生部药品标准中药成方制剂(第十七册). 北京：化学工业出版社，1998. 70
[40] 国家药典委员会. 新药转正标准(第六十六册). 北京：化学工业出版社，2008. 4
[41] 中华人民共和国卫生部药典委员会. 卫生部药品标准中药成方制剂(维吾尔药分册). 乌鲁木齐：新疆科技卫生出版社，1999. 145
[42] 中华人民共和国卫生部药典委员会. 卫生部药品标准中药成方制剂(维吾尔药分册). 乌鲁木齐：新疆科技卫生出版社，1999. 194
[43] 中华人民共和国卫生部药典委员会. 卫生部药品标准中药成方制剂(维吾尔药分册). 乌鲁木齐：新疆科技卫生出版社，1999. 125
[44] 中华人民共和国卫生部药典委员会. 卫生部药品标准中药成方制剂(第十六册). 北京：化学工业出版社，1998. 156
[45] 中华人民共和国卫生部药典委员会. 卫生部药品标准中药成方制剂(第十三册). 北京：化学工业出版社，1989. 132
[46] 国家药典委员会.新药转正标准(第四十一册).北京：化学工业出版社，2004.9
[47] 中华人民共和国卫生部药典委员会.卫生部药品标准中药成方制剂(第十一册).北京：化学工业出版社，1996.92
[48] 国家药典委员会.新药转正标准(第七十一册).北京：化学工业出版社，2008.7
[49] 中华人民共和国卫生部药典委员会.卫生部药品标准中药成方制剂(第十四册).北京：化学工业出版社，1997.172
[50] 中华人民共和国卫生部药典委员会. 卫生部药品标准中药成方制剂(第十四册). 北京：化学工业出版社，1997. 166
[51] 中华人民共和国卫生部药典委员会. 卫生部药品标准中药成方制剂(第十九册). 北京：化学工业出版社，1998. 239
[52] 中华人民共和国卫生部药典委员会. 卫生部药品标准中药成方制剂(第十九册). 北京：化学工业出版社，1998. 53
[53] 中华人民共和国卫生部药典委员会. 卫生部药品标准中药成方制剂(第十九册). 北京：化学工业出版社，1998. 68
[54] 中华人民共和国卫生部药典委员会. 卫生部药品标准中药成方制剂(第六册). 北京：化学工业出版社，1992. 161
[55] 中华人民共和国卫生部药典委员会. 卫生部药品标准中药成方制剂(第十三册). 北京：化学工业出版社，1989. 11
[56] 中华人民共和国卫生部药典委员会. 卫生部药品标准中药成方制剂(第十七册). 北京：化学工业出版社，1998. 52
[57] 中华人民共和国卫生部药典委员会. 卫生部药品标准中药成方制剂(第十七册). 北京：化学工业出版社，1998. 123
[58] 中华人民共和国卫生部药典委员会. 卫生部药品标准中药成方制剂(第九册). 北京：化学工业出版社，1994. 141
[59] 中华人民共和国卫生部药典委员会. 卫生部药品标准中药成方制剂(第九册). 北京：化学工业出版社，1994. 215
[60] 中华人民共和国卫生部药典委员会. 卫生部药品标准中药成方制剂(第十九册). 北京：化学工业出版社，1998. 26
[61] 中华人民共和国卫生部药典委员会. 卫生部药品标准中药成方制剂(第十九册). 北京：化学工业出版社，1998. 138
[62] 中华人民共和国卫生部药典委员会. 卫生部药品标准中药成方制剂(第十五册). 北京：化学工业出版社，1991. 7
[63] 中华人民共和国卫生部药典委员会. 卫生部药品标准中药成方制剂(第十七册). 北京：化学工业出版社，1998. 103
[64] 中华人民共和国卫生部药典委员会. 卫生部药品标准中药成方制剂(第九册). 北京：化学工业出版社，1994. 218
[65] 中华人民共和国卫生部药典委员会. 卫生部药品标准中药成方制剂(第六册). 北京：化学工业出版社，1992. 120
[66] 中华人民共和国卫生部药典委员会.卫生部药品标准中药成方制剂(第二十一册中药保护).北京：化学工业出版社，1998. 155
[67] 中华人民共和国卫生部药典委员会. 卫生部药品标准中药成方制剂(第二册).北京：化学工业出版社，1990.135
[68] 国家药典委员会. 中华人民共和国药典(一部). 2015 年版. 北京：中国医药科技出版社，2015. 1484
[69] 中华人民共和国卫生部药典委员会. 卫生部药品标准中药成方制剂(第十五册). 北京：化学工业出版社，1998. 89
[70] 中华人民共和国卫生部药典委员会. 卫生部药品标准中药成方制剂(第九册). 北京：化学工业出版社，1994. 52
[71] 中华人民共和国卫生部药典委员会. 卫生部药品标准中药成方制剂(维吾尔药分册). 乌鲁木齐：新疆科技卫生出版社，1999. 192
[72] 中华人民共和国卫生部药典委员会. 卫生部药品标准中药成方制剂(第九册). 北京：化学工业出版社，1994. 188
[73] 中华人民共和国卫生部药典委员会. 卫生部药品标准中药成方制剂(第十一册). 北京：化学工业出版社，1996.9 8
[74] 中华人民共和国卫生部药典委员会. 卫生部药品标准中药成方制剂(第二册). 北京：化学工业出版社，1990. 39
[75] 国家药典委员会. 新药转正标准(第六十九册). 北京：化学工业出版社，2008. 11
[76] 中华人民共和国药典(一部). 2015 年版.北京：中国医药科技出版社，2015. 1411
[77] 中华人民共和国药典(一部). 2015 年版.北京：中国医药科技出版社，2015. 1161

第九章 高良姜资源的开发利用

高良姜是著名的南药，在海南已大面积种植，其传统药用部位为根茎，功效主要有温胃、祛风、散寒、行气、消食、止痛等，是国家卫生部公布的药食两用的植物。高良姜地上部分如茎叶、果实等也有研究，但受制于化学成分含量低(茎叶)，资源量较少(果实)等，相关开发利用较少。因此，其根茎依然是研究开发的重点。近年来，随着综合开发利用的不断深入，除药用外，高良姜已经被应用到食品、功能饮料、调味料及保鲜剂等多个领域，在大健康产品开发和新药开发方面显示出了巨大潜力。

一、大健康产品开发

大健康产品是指与人体健康相关的产品，如功能性食品、药妆和功能性日用品等。当今社会生活节奏加快，各方面的压力增加使得亚健康人群数量剧增，老龄化问题也日益凸显，与此同时，环境污染加剧以及食品安全事件的频发，使得人们越来越注重养生保健，而中医药“治未病”的特色，在预防保健、医疗康复、慢性疾病、疑难杂症等方面具有独到的优势，中药大健康产业发展前景广阔，具有食疗保健、防病治病、绿色天然的大健康产品备受人们的青睐。

(一)功能性食品的开发

作为药食两用性中药，高良姜温胃消食健脾的功效在开发功能性食品方面有独特作用。崔燎等发明了一种抗骨质疏松的保健食品，其主要成分为高良姜的挥发油类组分，其有明显预防去卵巢大鼠胫骨上段骨丢失的作用，可用于骨质疏松症的预防及治疗，适用于预防及治疗妇女绝经后的骨质疏松[1]。王玉乐等发明了一种含有高良姜的保健食品组合物，该保健食品组合物具有对胃黏膜有辅助保护功能，且无毒副作用[2]。张洪辉发明了一种肿瘤病人食品组合物，含有多种中药组分，其中高良姜在作为组分中发挥健胃护脾、温中散寒的作用，该组合物能最大限度发挥各组分中抗癌因子的协同效果，帮助肿瘤患者防癌抗癌，可以综合满足肿瘤患者的食疗需要及康复调理。所选各组分都是可食用材料，对人体没有毒副作用，可以长期食用[3]。胡安然开发了一种含有高良姜的适用于脾胃虚寒患者食用的特殊膳食，能增强脾胃运动功能，对脾胃虚寒患者有很好的保健作用[4]。程永现公开了一种调节脾、胃、肠功能和醒酒保肝的食品或中药复方药物及其制备工艺，主要是由云南参、麦芽、枳椇子、葛根、甘草、高良姜等组成，根据处方组成原料的理化性质进行科学加工和提取，按照常规方法制成口服固体或液体剂型。本发明具有升清降浊、开胃消食、润肠通便、醒酒保肝等功效，对肠胃功能虚弱、便秘的人群和宿醉的酒客具有调节和保护作用[5]。毛庆云等发明了一种木香味良姜保健香精，添加了木香、沉香叶使得到的香精中含有木香味，两者结合具有行气补气的作用，添加的良姜和草果等材料，既可以增加香精的香味，又可以起到保健的效果[6]。朱志国等发明了一种健胃消食保健饼干及其制备方法，将高良姜等中草药处理，混合制面团、成型，烘烤，包装。使饼干具有醒脾开胃、健胃消食、润燥安神、增强免疫力的保健功效[7]。胡安然等提供了供幽门螺杆菌相关性胃炎患者食用的非全营养配方食品、特定全营养配方食品或全营养配方食品，其添加了大量药食两用的中药，如高良姜、黄芪、山楂等，可作为单一营养来源满足幽门螺杆菌相关性胃炎患者的营养需求，还起到了热燥湿、活血散瘀、健脾开胃、消食化滞、温胃散寒、凉血止痛及增强免疫力的功效[8]。陈荣军等发明了一种调节脾胃虚寒的炭香米，添加了高良姜、草果、苍术等中药材，具有健脾益胃、活血化瘀、开窍明目、补血强精、益气养神、排毒通便等功效，长期食用能够有效调节脾胃虚寒、气血不足等症状，提高人体免疫力[9]。

(二)功能性饮料开发

高良姜中含有丰富的 Zn、Mn、Fe、Mg、Ca 等人体必需的微量元素，可协同高良姜中的有机成分促进其功效的充分发挥，也可作为营养食品来补充和调节人体所需微量元素[10]，同时重金属等有害元素几乎无检出[11]。在功能性饮料开发方面有广泛应用，主要用于保健酒开发及饮料开发。潘承民等以高良姜为原料开发了高良姜保健酒，通过调整粉碎、糖化、微波辐射等步骤，能够更加有效释放保健酒中药物的药性，达到少量饮用即可补益的效果，市场前景良好[12]。董书阁等发明了一种有助于消食健胃复方中草药发酵保健酒，该保健酒以山楂、砂仁、肉豆蔻、高良姜、丁香、山药、甜叶菊等为原料，利用高活性酿酒酵母厌氧发酵复方中草药复合发酵液制得，其中高良姜提取液占 12%～18%，合理饮用具有消食健胃、行气散瘀、增强机体免疫力、抗衰老、延年益寿等功效[13]。周然等发明了一种高良姜酒的制备方法，先提取高良姜中的有效成分，然后再与发酵后的大渣一起蒸馏，使得制备的高良姜药酒中的药物有效成分显著提高，保证了高良姜酒的口感自然、不干涩、药香幽雅愉悦和诸香协调[14]。

在饮料开发方面，高良姜主要用于养胃系列茶方面。于楠楠发明了一种黑糖姜茶，其在传统的姜茶基础上，添加了有祛湿效果的中药成分，具有补血益气、暖胃散寒、祛风除湿的作用[15]。李隆云等发明了一种醒酒和养胃保肝的保健复合饮料，由七种中药材的水提取液以及少量蜂蜜和维生素 C 配制而成，在保持复合饮料原有保健功能的前提下，充分发挥粉葛、拐枣、葛花、乌梅、佛手、高良姜以及甘草等中草药的醒酒和养胃保肝保健功效，防止人们在酒后产生头痛、晕眩、局部皮肤过敏，肠胃不适等酒后症状，达到调酒和解酒的目的[16]。赖伟勇发明了一种高良姜液体饮料及其制备方法，由高良姜、生姜、罗汉果、甘草等药材按一定重量配比经过原料预处理、煎煮、过滤和混合工艺得到，在保持良好口感的同时还具有很高的营养价值[17]。张俊清等发明了一种以高良姜为特征成分的饮料及其制备方法，将南药高良姜这一药食同源物品进行综合的开发利用，制成方便实用、有益于人体健康的新型固体饮料[18]。张宏等发明了一种暖茶饮料，该暖茶饮料含有高良姜、大枣等提取物，该暖茶饮料能明显减轻胃寒症胃痛，且优于现有技术[19]。

(三)化妆品开发

高良姜中大量的黄酮类物质，具有很强的抗氧化能力，常用于化妆品的开发。林丽静等制备了一种可用于化妆品或保健品的高良姜提取物，提取物中的黄酮类物质含量可达 15mg/g 以上，可以直接作为保健品或化妆品的原料直接使用[20]。广州丹奇日用化工厂有限公司发明了一种化妆品组合物，将高良姜提取液和仙鹤草提取液的混合液应用于化妆品组合物中，有效地增加皮肤水分，增强肌肤湿润度[21]。袁源等发明了一种高良姜纯露的保健漱口剂，属于日化用品制备技术领域，具体由重量份为 35%～65%高良姜纯露、0.1%～2%调香剂、0.1%～0.5%助溶剂和抗冻剂、1%～5%润湿剂和水组成，具有除臭抑菌，芳香醒脑，止呕的疗效，口感好，安全无毒，使用方便，而且工艺简单[22]。陈光英等发明了一种高良姜温泉浴粉，是将元明粉、氯化钠、氯化钾、氯化镁、氯化钙、氯化锂、表面活性剂和高良姜精油混匀后经干燥、粉碎而制成。本发明工艺简单，将多种化学成分与中草药成分进行配伍，可获得比天然温泉泡浴更好的保健及治病疗效，使人们在洗浴过程中达到防病治病外，更有较好的养颜健身效果，原料来源广泛、不含有毒物质，是一种环境友好型产品[23]。

(四)其他产品开发

高良姜挥发油类成分有较好的抑菌作用，在防霉保鲜方面也有较多应用。王兰等采用抑菌圈实验测定高良姜等中药的防霉效果，研究发现，高良姜对黑曲霉、拟青霉有显著的抑制作用，抑菌率50%以上[24]。谢小梅等研究发现，高良姜挥发油对桔青霉、黑曲霉、产黄青霉、黑根霉、黄绿青霉、黄曲霉有明显的抑制作用，对这6种菌的最低抑制浓度和最低杀菌浓度几乎相等，推测高良姜抗霉菌的主要方式为杀菌[25]。在实际应用中高良姜已被用于柑橘的保险储运。在添加剂方面也有较多应用，熊安言等采用超临界二氧化碳流体萃取法提取高良姜精油，平均提取率为1.2%，并用高良姜精油进行了卷烟加香实验，结果表明，高良姜精油能明显改善和修饰烤烟型卷烟香气，掩盖杂气，改善余味[26]。袁源等发明了一种高良姜纯露保健漱口剂，由高良姜精油和其他调香剂制备而成[27]。此外，高良姜还可用于开发色素用于食品添加剂，黄甫等利用发酵酸解法提取高良姜色素，并对其理化性质进行了测定实验，表明高良姜色素在pH 2～5、光照、Fe^{3+}、Cu^{2+}、Zn^{2+}、Na^{+}、Na_2SO_3 7种常用食品添加剂的作用下稳定，但遇H_2O_2或受热则易褪色[28]。

综上所述，高良姜在食物、果蔬及其制品等的保鲜方面，主要是挥发油类物质发挥杀菌防霉的作用。但单一种类的芳香料作为保鲜剂都达不到商业应用的目的，利用中草药成分之间存在抗菌和抗氧化活性的协同增效作用，程守前等开发了高良姜和其他几味芳香类中药复合的天然保鲜剂，其复合配比为高良姜：肉豆蔻：藿香：花椒为10：5：7：6。并研究了其对木瓜和芒果的保鲜作用，结果表明，高良姜复配保鲜剂能较好的减缓芒果常温贮藏期间的腐烂，常温条件下贮藏12天腐烂率仅为25.3%，和对照组相比有极显著性差异（$P<0.01$），表明高良姜复配保鲜剂对芒果有较好的抑菌保鲜作用[29]。同时对复合保鲜剂对番木瓜常温下的储藏保鲜也做了观察，结果表明，其可能通过提高抑菌效果，降低抑菌浓度，扩大抑菌谱，同时增强了抗氧化的强度而延长对番木瓜常温储藏条件下的储藏时间、降低腐烂率[30-31]。

二、高良姜的新药研发

（一）有关高良姜新药开发的专利情况

高良姜味辛性温，药效温和，复方制剂主要用于温经散寒、理气止痛，健脾消食等症。目前上市的复方中含有高良姜的中成药有十香止痛丸、仲景胃灵丸、良附丸、狗皮膏与药艾条等。同时，还有其他复方新药正在研究开发中，冉德焕等发明了一种治疗伴有腹痛的寒湿停滞型泄泻的中药复方，其中含有高良姜，对伴有腹痛的寒湿停滞型泄泻有良好的治疗作用[32]。蒋遥明开发了一种治疗结肠癌术后腹泻的药物[33]，也是含有高良姜的复方，其可以增强胃肠动力，改善脾胃运化功能，可以改善实验性肠癌裸鼠脾功能，其机制是通过提高脾脏系数，增强脾PKC活性表达而实现的。实验表明其对大肠癌脾虚证裸鼠各组织PKC活性表达有明显影响作用，可能是其作用机制之一。

高良姜素是高良姜总黄酮的代表性成分，有关高良姜素的开发利用专利较多，李吉来等发明了一种含高良姜素的药物的制备方法，其主要成分是高良姜总黄酮，其中高良姜素占总黄酮的30%以上，该药物在抗肿瘤、抗病毒方面具有较好的药效[34]。吴晓俊等研究发现，高良姜素可用于制备防治帕金森氏病的药物或保健品[35]。季莉莉等发明了一种高姜良素的医药用途及其药物组合物，表明高姜良素可用于制备防治视网膜新生血管性疾病的药物[36]。华子春等研究发现，高良姜素能抑制FAK基因的转录、表达和磷酸化抑制FAK的功能，在抑制细胞黏附、浸润、迁移、抑制肿瘤转移过程中发挥药效[37]，此外，高良姜素能与常规肿瘤治疗药物和治疗方法联合应用，利用常规口服、静脉、腹腔给药途径进行治疗应用，为高良姜素的进一步应用奠定了基础。在治疗肠易激综合征方面，冯毅凡等发现，高良姜素具有抑制小肠推进亢进、解痉、止痛、止泻 的作用，可以综合缓解肠易激综合征的各种症状，能用于制备治疗肠易激综合征的药物[38]。

高良姜中的二芳基庚烷类化学成分还有较好的抗肿瘤活性，近年来被用于抗肿瘤的研究开发，魏娜等从高良姜中分离得到一种二芳基庚烷倍半萜类化合物（Officinarumin 见图9-2-1），具有较强的抗肿瘤活性，尤其是对胃癌、乳腺癌、宫颈癌疗效较好，其体外抗肿瘤实验IC50值分别为 11.42 μmol/L、15.14 μmol/L、14.78 μmol/L。体内抗肿瘤实验证明，口服该化合物 16 mg/kg 时肿瘤的抑制率为 38.33%，具有一定的抗肿瘤作用[39]。其主要通过以下方法制得，高良姜干燥根茎粉碎后用乙醇提取，回收乙醇得浸膏，用蒸馏水悬浮分散浸膏后，石油醚脱脂，二氯甲烷萃取后减压浓缩，干燥至恒重，得到二氯甲烷部位，二氯甲烷部位上硅胶柱层析，收集石油醚—乙酸乙酯梯度洗脱，将石油醚—乙酸乙酯的洗脱部位再经 Sephadex LH20 柱色谱进行分离，即得。

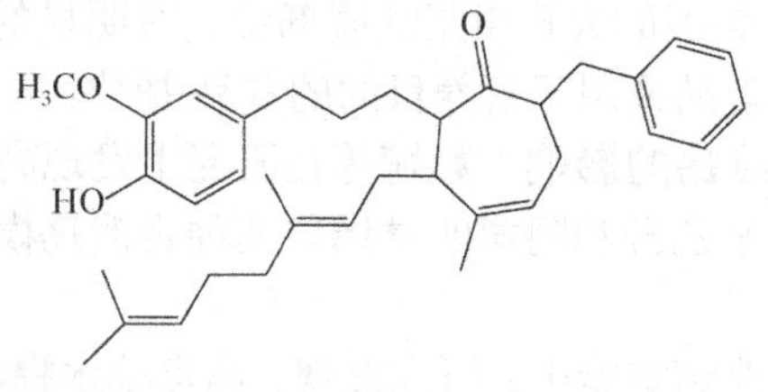

officinarumin

图 9-1　officinarumin

(二)高良姜有效部位的新药开发

黄酮类和二苯基庚烷类是高良姜中的主要化学种类，两类成分均具有广泛的药理活性，适宜开发中药有效部位新药，这既能体现高良姜作为中药的多成分、多靶点的特点，又能充分发挥高良姜中主要化学成分的药效作用，开发出作用活性强，质量可控性、稳定性好的新药类型。

1. 高良姜有效部位对痛经的影响　李友宾等采用大孔树脂富集的方法，利用 AB-8 大孔吸附树脂，分别用 30%、80%、95%的乙醇洗脱高良姜提取物，浓缩 80%的洗脱部位得到了这两类物质的主要有效部位，对该有效部位主要化学成分进行了分离鉴定及含量测定，结果表明该有效部位中主要化合物为 2 个黄酮类和 3 个二苯基庚烷类化合物，分别为高良姜素(图 9-2)、山柰素(图 9-3)和 5-羟基-7-(4-羟基-3-甲氧基苯基)-1-苯基-3-庚酮(图 9-4)、7-(4-羟基-3-甲氧基苯基)-1-苯基-4-烯-3-庚酮(图 9-5)、1，7-二苯基-5-羟基-3-庚酮(图 9-6)。这 5 个化合物总含量约占该有效部位的 50%以上。

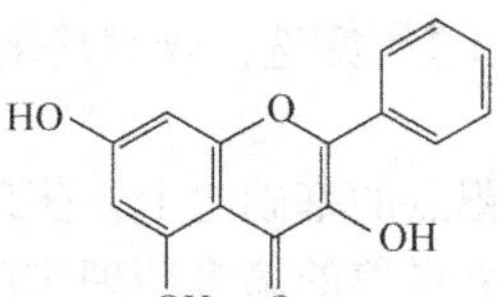

galangin

图 9-2　高良姜素

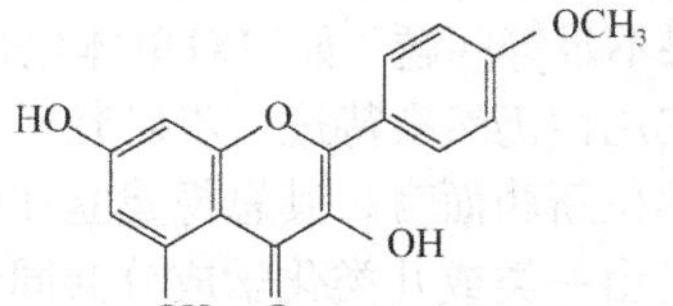

kaempferide

图 9-3　山柰素

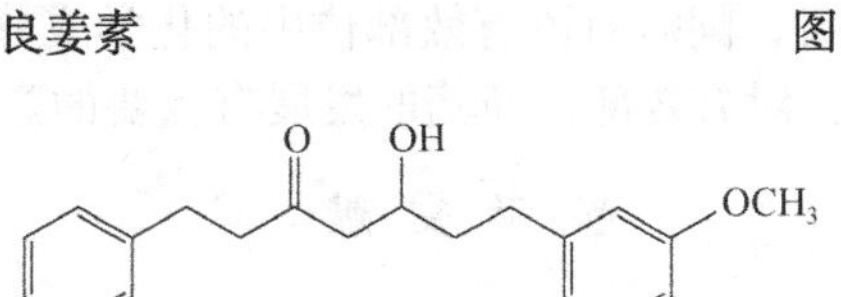

5-hydroxy-7-(4-hydroxy-3-methoxyphenyl)-1-phenyl-3-heptanone

图 9-4　5-羟基-7-(4-羟基-3-甲氧基苯基)-1-苯基-3-庚酮

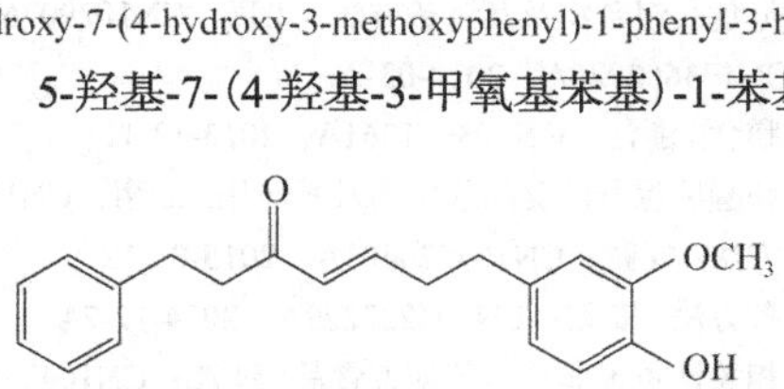

7-(4-hydroxy-3-methoxyphenyl)-1-phenyl-4-ene-3-heptanone

图 9-5　7-(4-羟基-3-甲氧基苯基)-1-苯基-4-烯-3-庚酮

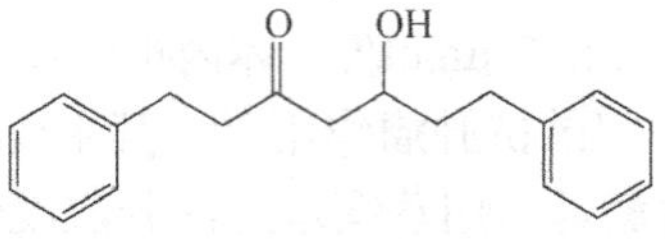

1,7-diphenyl-5-hydroxy-3-heptanone

图 9-6 1，7-二苯基-5-羟基-3-庚酮

药效学研究表明，高良姜 80%的大孔树脂洗脱部位具有明显的治疗痛经的作用，可用于临床治疗痛经，还可以用于功能性食品或用于营养目的的食品中[40]。

2. 高良姜有效部位对胃溃疡的影响 魏娜等在研究中发现高良姜 80%乙醇洗脱部位也具有较好的抗胃溃疡效果，采用无水乙醇和阿司匹林诱导两种胃溃疡模型，研究高良姜不同提取物部位对胃溃疡模型小鼠的作用。

在无水乙醇所致的小鼠胃溃疡实验中，研究发现，高良姜水提物、大孔树脂 80%乙醇洗脱物、95%乙醇洗脱物可减轻乙醇导致的小鼠胃黏膜损伤，减少胃溃疡指数（$P<0.05\sim0.01$），水提物、30%乙醇洗脱物、80%乙醇洗脱物、95% 乙醇洗脱物可减少血清胃泌素浓度。各组小鼠胃组织病理切片显示，模型组见胃窦部胃黏膜多灶性凝固性坏死，伴有较严重的炎症、出血、水肿，高良姜 80% 乙醇洗脱物组胃组织炎症、出血明显减轻。表明 80%乙醇洗脱部位对无水乙醇所致的胃溃疡有较好的抑制作用。

在阿司匹林所致的小鼠胃溃疡实验中，研究发现，高良姜水提物也具有较好的抗胃溃疡作用，分离得到的 3 个部位中，80%乙醇洗脱物可以调节 GAS、IL-1、COX-2、TNF-α、PEG-2，降低溃疡指数，表明高良姜抗溃疡作用的机制可能是通过抑制炎症因子，降低 GAS，升高 COX-2、PEG-2 从而提高胃黏膜的保护作用，减少损伤产生抗胃溃疡作用。30%乙醇洗脱物、95%乙醇洗脱物虽然对部分细胞因子具有调节作用，但降低胃溃疡指数作用不显著[41]。

综上所述，高良姜除了传统的温经散寒、行气止痛的作用外，其主要化学成分二苯庚烷类和黄酮类物质还有抗肿瘤、降血糖、抗胃溃疡、镇痛、抗炎等其他的药理作用，同时无明显的毒副作用。作为常用的药食两用性中药，高良姜有着得天独厚的优势，其活性广泛，药理作用温和，适合于开发保健品，以及其他治疗慢性病的中药制剂，能很好地体现中药“治未病”的思想。但就高良姜素以及其他单体化合物的药物开发来看，经常出现药物水溶液稳定性差、吸收代谢速度快、作用效果不足等问题，如何对单体化合物的特异性靶标进行筛选，或对其化学结构进行修饰，发挥更大的实用性仍然有待进一步研究。

对有效部位新药而言，其思想建立在中药多成分、多靶点的基础之上，药理研究也表明药物的药效作用是由一类或几类化学成分共同作用的结果。而高良姜的诸多药理作用由黄酮类和二芳基庚烷类成分或其他类成分共同体现，如何通过适宜的药理模型，寻找主要的有效部位，利用现代柱色谱技术对有效部位进行制备，同时对该有效部位中的化学成分进行分离、鉴定、定量，以及揭示其在体内的吸收代谢过程，对有效部位新药的发展有重要的意义。

参 考 文 献

[1] 崔燎，苏艳杰，邓亦峰，等. 高良姜提取物在制备抗骨质疏松保健食品及药品方面的应用. 广东：CN104721678A，2015-06-24

[2] 王玉乐. 对胃黏膜有辅助保护功能的保健食品组合物及其制备方法. 北京：CN102907673A，2013-02-06

[3] 张洪辉. 肿瘤病人食品组合物. 上海：CN103652926A，2014-03-26

[4] 胡安然. 一种脾胃虚寒患者食用的特殊膳食. 浙江：CN103431261A，2013-12-11

[5] 程永现，吕青，胡敏. 调节脾胃肠功能和醒酒保肝的食品或中药及其应用. 云南：CN102935198A，2013-02-20

[6] 毛庆云. 一种木香味良姜保健及其制备方法. 安徽：CN104824601A，2015-08-12

[7] 朱志国. 一种健胃消食保健饼干及其制备方法. 安徽：CN104222229A，2014-12-24

[8] 胡安然，陈昕，吴灿，等. 幽门螺杆菌相关性胃炎非全营养配方食品. 浙江：CN104839703A，2015-08-19

[9] 陈荣军，陈荣兵. 一种调节脾胃虚寒的炭香米及其制备方法. 安徽：CN104206973A，2014-12-17

[10] 黄莉娟. 高良姜的营养成分及保健功能研究进展. 中国食物与营养，2012，08：73-76

[11] 陈少东，陈福北，张利敏，等. FASS 法测定高良姜中八种金属元素含量. 现代科学仪器，2010，6：110-111
[12] 潘承民，梁远雄. 高良姜保健酒的生产方法. 广西：CN104845802A，2015 -08-19
[13] 董书阁，侯文燕，代书强，等. 一种有助于消食健胃复方中草药发酵保健酒及其生产方法. 山东：CN103602551A，2014-02-26
[14] 周然. 一种高良姜酒的制备方法及其应用. 山西：CN105031470A，2015-11-11
[15] 于楠楠. 一种黑糖姜茶. 辽宁：CN102960510A，2013-03-13
[16] 李隆云，谭红军，吴振，等. 一种醒酒和养胃保肝的保健复合饮料及其制备方法. 重庆：CN103564573A，2014-02-12
[17] 赖伟勇. 一种高良姜液体饮料及其制备方法. 海南：CN104921234A，2015-09-23
[18] 张俊清，李海龙，赖伟勇，等. 高良姜饮料及其制备方法. 海南：CN102461965A，2012-05-23
[19] 张宏，查圣华，王宁. 一种暖茶饮料. 北京：CN103918830A，2014-07-16
[20] 林丽静，袁源，黄晓兵，等. 一种高良姜提取物及其制备方法和应用. 广东：CN105054066A，2015-11-18
[21] 一种化妆品组合物及其制备方法. 广东：CN104173230A，2014-12-03
[22] 袁源，周伟，李积华，等. 一种高良姜纯露保健漱口剂及其制备方法. 广东：CN103735466A，2014-04-23
[23] 陈光英，钮智刚，李高楠，等. 高良姜温泉浴粉. 海南：CN103623320A，2014-03-12
[24] 王兰，张丽娟，张芳红，等. 黄柏苦参陈皮高良姜等中药材的体外防霉活性研究. 中国卫生检验杂志，2010，20(8)：1942-1943
[25] 谢小梅，龙凯，钟裔荣，等. 高良姜、草果防霉作用的实验研究. 药物研究，2002，11(5)：45
[26] 熊安言，马林.高良姜精油的制备及加香试验. 烟草科技，2003，12：11-12
[27] 袁源，周伟，李积华，等. 一种高良姜纯露保健漱口剂及其制备方法. 广东：CN103735466A，2014-04-23
[28] 黄甫，宋文东，冯英浚. 高良姜色素提取方法筛选及其性质研究. 食品科学，2007，28(5)：116-119
[29] 程守前，赖伟勇，翁少端，等. 高良姜复配保鲜剂对芒果常温贮藏品质的影响. 广州化工，2015，24：81-83
[30] 程守前，赖伟勇，翁少端，等. 番木瓜天然保鲜剂的制备工艺，食品科技，2015，40(12)：251-255
[31] 李友宾，程守前，赖伟勇，等. 一种番木瓜保鲜剂、其制备方法及应用. 专利号：CN105053170A，2015-11-18
[32] 冉德焕. 一种治疗伴有腹痛的寒湿停滞型泄泻的中药. 专利号：CN201510904314.9
[33] 蒋遥明. 一种治疗结肠癌术后腹泻的药物. 专利号：CN105214067A
[34] 李吉来，刘菊妍，钟鸣，等. 含高良姜素的药物及其制备方法. 广东：CN1879613，2006-12-20
[35] 吴晓俊，王峥涛，曹秦，等. 高良姜素的医药用途. 上海：CN104546825A，2015-04-29
[36] 季莉莉，王峥涛，余增洋，等. 高良姜素的医药用途. 上海：CN104800200A，2015-07-29
[37] 华子春，张文静，黄启来，等. 高良姜素在制备抗肿瘤转移药物中的应用. 江苏：CN103565789A，2014-02-12
[38] 冯毅凡，石忠峰，陈玲，等. 高良姜素在治疗肠易激综合征中的应用及其提取方法. 广东：CN101002762，2007-07-25
[39] 魏娜，张小坡，谭银丰，等. 一种高良姜中分离的单体及其用于抗肿瘤用途.CN104529733A，2015-04-22
[40] 李友宾，张俊清，黄凌，等. 高良姜提取物治疗痛经的医药用途. 海南：CN104547826A，2015-04-29
[41] 魏娜，谭银丰，魏晴，等. 高良姜不同提取部位对实验性胃溃疡的影响及作用机理研究. 海南医学院学报，2015，02：158-160

后　记

海南省热带药用植物研究开发重点实验室一直致力于海南省特色南药的研究与开发利用。在国家和海南省科技项目的支持下，特别海南省重大科技专项《南药黎药产业化关键技术研究，ZDZX0130008》的资助下，重点实验室对海南特色南药——高良姜进行系统的科学研究，形成颇具特色的研究成果，促成本书的完稿。本书是编者多年积累的理论知识和实践经验，并参考大量相关文献，精心编撰而成，更是一本全面首次系统介绍“海南特色南药——高良姜”的专辑。

在本书的撰写过程中，得到海南省重点学科——药物化学学科、海南省重大科技专项等项目的大力支持，使得本书得以早日与读者见面。同时在海南省热带药用植物研究开发重点实验室以及从事高良姜研究科研人员的努力下，高良姜的研究与开发会形成更多的科研成果，为南药研发起到积极的示范作用，为带动海南省经济社会发展提供重要支撑。

本书编写过程中，得到了海南医学院各级部门的大力支持；同时感谢药学院张俊清教授、李友宾教授对整本书稿的细心修订；感谢各位编者对本书付出的大量努力，感谢参与本书编写的硕士研究生对本书付出的心血。

由于本书涉及内容广泛，尽管在编写过程中力图正确与完善，限于编著水平有限，书中难免有疏漏，敬请读者批评指正。